Anorexia nervosa

Fortschritte der Psychotherapie
Band 81

Anorexia nervosa

Prof. Dr. Corinna Jacobi, Dr. Ina Beintner

Corinna Jacobi
Ina Beintner

Anorexia nervosa

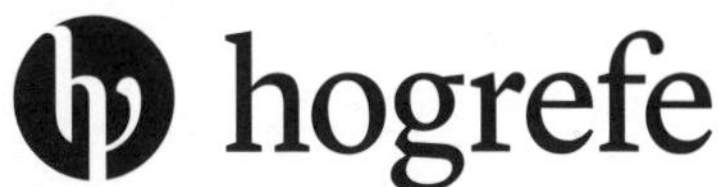

Prof. Dr. Corinna Jacobi, Prof. Dr. Corinna Jacobi, geb. 1957. 1976–1982 Studium der Psychologie in Landau und Göttingen. 1983–1987 Wissenschaftliche Mitarbeiterin an der Psychiatrischen Universitätsklinik Göttingen. 2001–2004 Professorin für Klinische Psychologie und Psychotherapie an der Universität Trier. Seit 2004 Professorin für Grundlagen und Interventionen bei Essstörungen und assoziierten Störungen und seit 2016 Professorin für Klinische Psychologie und E-Mental Health an der Technischen Universität Dresden.

Dr. Ina Beintner, geb. 1978. 1997–2003 Studium der Psychologie in Göttingen. 2003–2006 Psychotherapeutin in der Psychosomatischen Fachklinik Bad Pyrmont. 2006–2019 Wissenschaftliche Mitarbeiterin am Institut für Klinische Psychologie der Technischen Universität Dresden. 2007 Approbation zur Psychologischen Psychotherapeutin. 2014 Promotion. Seit 2019 Wissenschaftliche Leitung bei MindDoc Health GmbH.

Bibliografische Information der Deutschen Nationalbibliothek
Die Deutsche Nationalbibliothek verzeichnet diese Publikation in der Deutschen Nationalbibliografie; detaillierte bibliografische Daten sind im Internet über http://dnb.dnb.de abrufbar.

Bei diesem Band handelt es sich um eine Weiterentwicklung des Buches „Essstörungen" von Corinna Jacobi, Thomas Paul und Andreas Thiel, welches 2004 erschienen ist.

Hogrefe Verlag GmbH & Co. KG
Merkelstraße 3
37085 Göttingen
Deutschland
Tel. +49 551 999 50 0
Fax +49 551 999 50 111
info@hogrefe.de
www.hogrefe.de

Satz: Sina-Franziska Mollenhauer, Hogrefe Verlag GmbH & Co. KG, Göttingen
Druck: mediaprint solutions GmbH, Paderborn
Printed in Germany
Auf säurefreiem Papier gedruckt

1. Auflage 2021

(E-Book-ISBN [PDF] 978-3-8409-3031-7; E-Book-ISBN [EPUB] 978-3-8444-3031-8)
ISBN 978-3-8017-3031-4
https://doi.org/10.1026/03031-000

Inhaltsverzeichnis

1 Beschreibung des Störungsbildes

Auffälligkeiten oder Störungen des Essverhaltens sind Phänomene, die bei Frauen relativ häufig beobachtet werden können. Unzufriedenheit mit der Figur und dem Gewicht, der Wunsch, schlanker zu sein, oder das Durchführen konkreter gewichtsreduzierender Maßnahmen werden insbesondere von jungen Frauen berichtet. Dennoch entwickeln sich in den wenigsten Fällen daraus klinisch manifeste Störungen. Längsschnittstudien bestätigen jedoch, dass wiederholte Diäten und Gewichtsverluste sowie die übermäßige Beschäftigung mit der Figur und dem Gewicht Risikofaktoren für spätere klinische Störungen sind. Bei einer Anorexia nervosa stehen neben dem ausgeprägten, selbst herbeigeführten Gewichtsverlust bzw. Untergewicht eine massive Angst vor Gewichtszunahme und eine Körperschemastörung oder die übermäßige Bedeutung des Körpergewichts für das Selbstwertgefühl im Mittelpunkt.

Auffälligkeiten oder Störungen des Essverhaltens sind bei jungen Frauen relativ häufig

Diäthalten, Gewichtsverluste und übermäßige Beschäftigung mit Figur und Gewicht sind Risikofaktoren für spätere Essstörungen

1.1 Definition nach ICD-10 und DSM-5

In der Internationalen Klassifikation psychischer Störungen (ICD-10) ist die Anorexia nervosa (F50.0) im Kapitel F5 „Verhaltensauffälligkeiten mit körperlichen Störungen und Faktoren“ aufgeführt. Daneben existiert als weniger spezifische Störung eine Form einer „atypischen“ Anorexia nervosa sowie die Kategorien „sonstige Essstörungen“ und „Nicht näher bezeichnete Essstörungen“. Im amerikanischen Klassifikationssystem DSM-5 sind Essstörungen gemeinsam mit den Fütterstörungen in einem eigenen Kapitel eingeordnet (vgl. auch Tabelle 1).

Tabelle 1: Klassifikation von Essstörungen im ICD-10 und DSM-5

ICD-10	DSM-5
Anorexia nervosa (F50.0) Subtypen: • Anorexie ohne aktive Maßnahmen zur Gewichtsabnahme (F50.00) • Anorexie mit aktiven Maßnahmen zur Gewichtsabnahme (F50.01)	Anorexia nervosa Subtypen: • Restriktiver Typus • Binge-Eating/Purging-Typ
Nicht Näher Bezeichnete Essstörung (F50.9)	Nicht Näher Bezeichnete Essstörung

Die heute aktuellen Diagnosekriterien definieren die Anorexia nervosa in erster Linie über ein signifikant niedriges Körpergewicht, ausgeprägte Angst vor einer Gewichtszunahme trotz bestehenden Untergewichts, eine Wahrnehmungsstörung bezogen auf Figur und Gewicht bzw. die übermäßige Bedeutsamkeit von diesen im Selbstkonzept der Patientin (vgl. Tabelle 2). Untergewicht wird in den ICD-10-Kriterien definiert über einen Body Mass Index (BMI = Gewicht [kg]/Größe [m^2]) von kleiner oder gleich 17.5 kg/m^2, während die DSM-Kriterien erfordern, dass ein signifikant niedriges Körpergewicht vorliegt. Bei Erwachsenen kann das Kriterium als erfüllt angesehen werden, wenn der BMI unter 18.5 kg/m^2 liegt, aber auch dann, wenn es bei einem höheren BMI Hinweise aus der Vorgeschichte gibt, die auf ein signifikant niedriges Körpergewicht hindeuten (z. B. bei einem großen Gewichtsverlust innerhalb kurzer Zeit). Bei Kindern und Jugendlichen werden typischerweise die altersspezifischen BMI-Perzentile zur Diagnose herangezogen; als signifikantes Untergewicht wird häufig ein BMI unterhalb der fünften Altersperzentile definiert. Auch hier können Hinweise aus der Vorgeschichte (z. B. Ausbleiben einer Gewichtszunahme trotz Längenwachstum) aber rechtfertigen, dass auch ein höherer BMI als signifikant niedriges Gewicht beurteilt wird. In die Beurteilung sollten Alter, Geschlecht, Gewichtsentwicklung und individueller Körperbau stets einbezogen werden.

Definitionen von Untergewicht

Ein normales Körpergewicht wird entweder im Rahmen der Adoleszenz nie erreicht oder der signifikante Gewichtsverlust wird über eine Reduktion energiereicher Nahrungsmittel bzw. der Gesamtnahrungsaufnahme erreicht. Oft entwickelt sich daraus ein streng ritualisiertes Essverhalten mit Beschränkung auf wenige „erlaubte" Nahrungsmittel und/oder Essen nur zu bestimmten Tageszeiten (z. B. nicht vor 13:00 Uhr). Als weitere Maßnahmen der Gewichtsreduktion können selbstinduziertes Erbrechen, Laxantien- oder Diuretikamissbrauch sowie exzessive körperliche Aktivität hinzukommen. Der Gewichtsverlust ist begleitet von einer starken Angst vor Gewichtszunahme und gegebenenfalls Leugnung des untergewichtigen Zustands. Figur und Körpergewicht haben einen übermäßigen Einfluss auf die Selbstbewertung.

Maßnahmen, um Gewichtsverlust herbeizuführen

Kriterium Amenorrhoe

Als weiteres Kriterium wird das Vorhandensein einer Amenorrhoe gefordert. Diese tritt überwiegend als Folge des Gewichtsverlusts bzw. im Zusammenhang mit den damit verbundenen verringerten Hormonausschüttungen von Östrogen auf. Bei präpubertären Frauen kann die Menarche durch den Erkrankungsbeginn verzögert werden. Bei Einnahme von Kontrazeptiva kann dieses Kriterium nicht eindeutig entschieden werden, das Vorliegen einer Amenorrhoe wird in diesem Fall aber dennoch angenommen.

Tabelle 2: Diagnosekriterien für Anorexia nervosa nach ICD-10 und DSM-5

ICD-10 (F50.0) (WHO/Dilling et al., 2015)	DSM-5 (APA/Falkai et al., 2018)[1]
1. Tatsächliches Körpergewicht mindestens 15 Prozent unter dem erwarteten oder ein BMI von 17,5 kg/m² oder weniger.	A. Eine in Relation zum Bedarf eingeschränkte Energieaufnahme, welche unter Berücksichtigung von Alter, Geschlecht, Entwicklungsverlauf und körperlicher Gesundheit zu einem signifikant niedrigen Körpergewicht führt. *Signifikant niedriges Gewicht* ist definiert als ein Gewicht, das unterhalb des Minimums des normalen Gewichts oder, bei Kindern und Jugendlichen, unterhalb des minimal zu erwartenden Gewichts liegt.
2. Der Gewichtsverlust ist selbst herbeigeführt durch: a) Vermeidung von hochkalorischen Speisen sowie eine oder mehrere der folgenden Verhaltensweisen: b) selbstinduziertes Erbrechen, c) selbstinduziertes Abführen, d) übertriebene körperliche Aktivität, e) Gebrauch von Appetitzüglern und/oder Diuretika.	B. Ausgeprägte Angst vor einer Gewichtszunahme oder davor, dick zu werden, oder dauerhaftes Verhalten, das einer Gewichtszunahme entgegenwirkt, trotz des signifikant niedrigen Gewichts.
3. Körperschemastörung in Form massiver Angst, zu dick zu werden. Betroffene legen eine sehr niedrige Gewichtsschwelle für sich selbst fest.	C. Störung in der Wahrnehmung der eigenen Figur oder des Körpergewichts, übertriebener Einfluss des Körpergewichts oder der Figur auf die Selbstbewertung oder anhaltende fehlende Einsicht in Bezug auf den Schweregrad des gegenwärtigen geringen Körpergewichts.
4. Es liegt eine endokrine Störung auf der Hypothalamus-Hypophysen-Gonaden-Achse vor, die sich in Form einer Amenorrhoe (bei Frauen) bzw. Libido- und Potenzverlust (bei Männern) manifestiert.	
5. Die pubertäre Entwicklung ist bei Beginn der Erkrankung vor der Pubertät verzögert oder gehemmt.	

1 Abdruck erfolgt mit Genehmigung aus der deutschen Ausgabe des Diagnostic and Statistical Manual of Mental Disorders, Fifth Edition © 2013, Dt. Ausgabe: © 2018, American Psychiatric Association. Alle Rechte vorbehalten.

Tabelle 2: Fortsetzung

ICD-10 (F50.0) (WHO/Dilling et al., 2015)	DSM-5 (APA/Falkai et al., 2018)[1]
Subtypen: Restriktive Form (F50.00): Anorexie ohne aktive Maßnahmen zur Gewichtsabnahme (Erbrechen, Abführen etc.) Bulimische Form (F50.01): Anorexie mit aktiven Maßnahmen der Gewichtsabnahme (Erbrechen, Abführen etc. in Verbindung mit Essanfällen)	*Restriktiver Typ:* Während der letzten 3 Monate hat die Person keine wiederkehrenden Essanfälle gehabt oder kein „Purging"-Verhalten (d.h. selbstinduziertes Erbrechen oder Missbrauch von Laxantien, Diuretika oder Klistieren) gezeigt. Dieser Subtyp beschreibt Erscheinungsformen, bei denen der Gewichtsverlust in erster Linie durch Fasten, Diäten und/oder übermäßige körperliche Bewegung erreicht wird. *Binge-Eating/Purging-Typ:* Während der letzten 3 Monate hat die Person wiederkehrende „Essanfälle" gehabt oder „Purging"-Verhalten (d.h. selbst herbeigeführtes Erbrechen oder Missbrauch von Laxantien, Diuretika oder Klistieren) gezeigt.

Subtypen der Anorexia nervosa

Sowohl DSM-5 als auch ICD-10 unterscheiden zwischen einem *restriktivem Typ* und einem Binge-Eating/Purging-Typ bzw. *bulimischem Typ* der Anorexia nervosa in Abhängigkeit davon, ob Essanfälle oder Purging-Verhalten (d.h. selbstinduziertes Erbrechen oder Missbrauch von Laxantien, Diuretika und Klistieren) regelmäßig auftreten. Die Diagnose einer Bulimia nervosa darf nach DSM-5 bei gleichzeitig bestehendem Untergewicht nicht mehr gestellt werden (siehe unten). Im Folgenden wird aufgrund der besseren Lesbarkeit für den Subtyp der Anorexia nervosa mit Essanfällen und/oder kompensatorischen Verhaltensweisen die Bezeichnung „bulimische Anorexia nervosa" verwendet.

Kategorie „Nicht Näher Bezeichnete Essstörungen"

Unter der Kategorie der *„Nicht Näher Bezeichneten Essstörungen (NNB)"* werden diejenigen Essstörungen zusammengefasst, die nicht die vollen Kriterien einer spezifischen Störung erfüllen. Im klinischen Alltag sind NNB-Essstörungen sehr häufig. Es handelt sich insgesamt um eine sehr heterogene Gruppe. Beispielsweise werden Patientinnen mit subsyndromalen anorektischen Symptomen, bei denen zwar ein erheblicher Gewichtsverlust vorliegt, das Gewicht aber dennoch im Normalbereich oder sogar darüber liegt, als NNB-Essstörung oder atypische Anorexia nervosa klassifiziert. Ebenso kann auch manchmal bei übergewichtigen Menschen zum Beispiel nach einer bariatrischen Operation eine anorektische Entwicklung beobachtet werden. Die Tatsache, dass Patientinnen dieser Kategorie nicht die vollen Kriterien einer spezifischen Essstörung erfüllen, hat meist keine Auswirkungen auf die Behandlungsnotwendigkeit, die Beeinträchtigung der Betroffenen ist mit der bei vollsyndromalen Essstörungen vergleichbar.

Im Rahmen der 2022 in Kraft tretenden 11. Version der Internationalen Klassifikation psychischer Störungen (ICD-11) können neben den restriktiven und bulimischen Varianten der Anorexia nervosa drei verschiedene Ausprägungen der Anorexia nervosa für Kinder, Jugendliche und Erwachsene klassifiziert werden:

1. Anorexia nervosa mit signifikant niedrigem Körpergewicht (BMI 14 bis 18.5 kg/m^2),
2. Anorexia nervosa mit gefährlich niedrigem Körpergewicht (BMI unter 14.5 kg/m^2),
3. Anorexia nervosa in Remission mit normalem Körpergewicht.

Zusätzlich gibt es zwei weitere Residualkategorien, die als „other specified anorexia nervosa" und als „anorexia nervosa, unspecified" bezeichnet werden.

1.2 Epidemiologie

Symptome gestörten Essverhaltens in der Adoleszenz sehr häufig

Obgleich Symptome gestörten Essverhaltens vor allem innerhalb der Adoleszenz schon fast normativen Charakter haben, sind die Häufigkeiten der *vollständigen* klinischen Syndrome sehr viel seltener. Neben den unterschiedlichen Definitionen bzw. zugrunde gelegten Diagnosekriterien und diagnostischen Erfassungsmethoden sind Untersuchungen zur Inzidenz und Prävalenz von Essstörungen durch eine Reihe anderer methodischer Probleme behaftet. Die Erhebungsmethoden (z. B. über psychiatrische Fallregister, Dokumentation in medizinischen Krankenakten, Erfassung durch Allgemeinärzte) variieren beträchtlich und damit gleichzeitig auch die untersuchten Populationen. Die erhebliche Varianz der epidemiologischen Daten macht es schwer zu beurteilen, ob die Häufigkeit von Essstörungen in den letzten Jahrzehnten gestiegen ist.

Vollständige Syndrome von Anorexia nervosa sind selten

Für die Anorexia nervosa (AN) liegt die Inzidenz bei etwa acht Neuerkrankungen pro Jahr auf 100.000 Einwohner bezogen auf die Gesamtbevölkerung (Hoek & van Hoeken, 2003). Unter Frauen zwischen 15 und 19 Jahren steigt die Inzidenz auf 270 pro Jahr auf 100.000 Personen für Anorexia nervosa und auf 490 pro Jahr auf 100.000 Personen für eine breiter gefasste Definition der Anorexia nervosa (Keski-Rahkonen et al., 2007). Die Lebenszeitprävalenz für Anorexia nervosa liegt bei etwa 0.3 % in Stichproben junger Frauen (Hoek & van Hoeken, 2003), legt man die etwas breiteren DSM-5-Kriterien zugrunde, steigt sie auf bis zu 4.0 %.

Die Erkrankung tritt bei jungen Frauen wesentlich häufiger auf als bei Frauen anderer Altersgruppen und bei Männern. Neuere Arbeiten deuten darauf hin, dass der Anteil der männlichen Erkrankten an der Gesamtgruppe für die Anorexia nervosa bei ca. 25 % statt wie bisher angenommen bei unter 10 % liegt (Sweeting et al., 2015).

Es ist davon auszugehen, dass die Prävalenz von Symptomen gestörten Essverhaltens bzw. von subklinischen Essstörungen in bestimmten Risikopopulationen mit besonders hohem Druck in Richtung einer schlanken Figur oder eines bestimmten Gewichts deutlich höher ausfällt. Typische Risikogruppen sind beispielsweise Tänzerinnen, Models, Jockeys, Ringer und Leistungssportler im Allgemeinen.

Risikogruppen

Anorexia nervosa beginnt typischerweise in der Adoleszenz. Pubertät und Adoleszenz mit den dazugehörigen Veränderungen im Körperbau und Gewicht stellen besondere Risikoperioden für die Entstehung der Störung dar. Der Erkrankungsbeginn kann mit einem belastenden Lebensereignis, z.B. dem Auszug aus dem Elternhaus einhergehen. Viele Erkrankte durchleben eine Phase restriktiven oder veränderten Essverhaltens, bevor die diagnostischen Kriterien vollständig erfüllt sind.

1.3 Verlauf und Prognose

Der Verlauf von Essstörungen erstreckt sich in der Regel über mehrere Jahre und ist sehr heterogen. Zum langfristigen Verlauf der Anorexia nervosa liegt inzwischen eine große Zahl von Studien vor. Allerdings ist die Beurteilung des langfristigen Verlaufs durch eine Fülle methodischer Aspekte beeinträchtigt: Die Stichprobenauswahl (z.B. klinische vs. Allgemeinbevölkerungsstichproben) variiert erheblich, ebenso die zugrunde gelegten Diagnosekriterien, Behandlungseffekte werden in der Regel nicht kontrolliert, die Follow-up-Zeiträume schwanken zwischen einem und 20 Jahren. Schließlich sind Kriterien für „Outcome“ ebenfalls sehr unterschiedlich, z.B. unterscheiden sich die jeweiligen Outcome-Kriterien erheblich in dem Ausmaß, in dem die jeweils spezifische Symptomatik (z.B. Gewicht, Menstruation, Erbrechen) und das globale psychosoziale Funktionsniveau in die Beurteilung des langfristigen Verlaufs eingeht. Dadurch ist eine Generalisierbarkeit der Ergebnisse über einzelne Studien hinweg schwierig.

Prognose

Auf dem Hintergrund dieser Einschränkungen kann man bei der Anorexia nervosa global davon ausgehen, dass etwa die Hälfte der Patientinnen vollständig remittiert, während bei einem Drittel eine Restsymptomatik bestehen bleibt. Jede fünfte Patientin zeigt einen chronischen Verlauf (Sullivan, 2002). Nur zwei von drei Patientinnen erreichen langfristig ein angemessenes Gewicht.

Hohe Mortalitätsrate

Obwohl Prävalenz und Inzidenz der Anorexia nervosa vergleichsweise niedrig sind, ist die Anorexia nervosa die psychische Störung mit der höchsten Mortalitätsrate. Bis zu 10 % der Betroffenen versterben innerhalb von 10 Jahren nach der Ersterkrankung. Im Vergleich zur Allgemeinbevölkerung ist die Mortalitätsrate um das fast Sechsfache erhöht (Arcelus, Mitchell, Wales, &

Nielsen, 2011). Die häufigsten Todesursachen sind Suizid, die direkten Folgen des Hungerns und Störungen durch Alkohol.

Als prognostisch *ungünstige* Merkmale für den Verlauf der Anorexia nervosa gelten allgemein das Vorliegen von Essanfällen und Erbrechen, erhöhte psychiatrische Komorbidität bzw. ein höheres Ausmaß sozialer und psychologischer Probleme, ein niedrigerer BMI zu Behandlungsbeginn aber auch bei Entlassung, später Krankheitsbeginn, längere Krankheitsdauer sowie das Vorliegen von körperlichen Folgeschäden.

Prognostische Merkmale

1.4 Differenzialdiagnose

Die Differenzialdiagnose der bei Anorexia nervosa typischen Leitsymptome Gewichtsverlust, Veränderungen von Essverhalten und Appetit und ggf. Erbrechen erfordert die Beachtung verschiedener somatischer und psychischer Erkrankungen. Die ärztliche Untersuchung und medizinische Diagnostik der Patientinnen soll in diesem Zusammenhang nicht nur somatische Erkrankungen differenzialdiagnostisch ausschließen. Ihr Ergebnis soll auch die Frage beantworten, ob bei vorliegender Anorexia nervosa die körperliche Verfassung ausreichend stabil für eine Psychotherapie ist, oder ob – beispielsweise wegen Elektrolytstörungen oder anderer körperlicher Komplikationen der Essstörung – zunächst eine internistische Behandlung Vorrang hat. Zur detaillierten Abklärung und Beurteilung der medizinischen Risiken kann der „Leitfaden für die Beurteilung medizinischer Risiken bei Patientinnen und Patienten mit Anorexia nervosa für den Konsiliarbericht“ (vgl. Anhang, S. 104) verwendet werden.

Medizinische Diagnostik bei Anorexia nervosa*

- Medizinische Anamnese (einschließlich Ernährungsgewohnheiten, Erbrechen, Durchfall, Bauchschmerzen)
- körperliche Untersuchung, Blutdruck, Pulsfrequenz
- Labordiagnostik (Routinelaborwerte einschließlich Schilddrüsenparameter und Test auf okkultes Blut im Stuhl)
- Ultraschall Abdomen
- ggf. EKG
- ggf. Röntgenübersicht des Thorax
- ggf. Gastroskopie
- ggf. CCT oder NMR von Schädel und Gehirn

Anmerkung: *Bei entsprechenden anamnestischen Hinweisen oder pathologischen Befunden sind weitere Untersuchungen erforderlich.

Abgrenzung zur Bulimia nervosa

Die Abgrenzung der bulimischen Anorexia nervosa von der Bulimia nervosa erfolgt hauptsächlich über das Gewicht. Liegt das Gewicht einer Patientin im Normalbereich, wird die Diagnose einer Bulimia nervosa gestellt. Ist die Patientin untergewichtig, so lautet die Diagnose bulimische Anorexia nervosa. Liegt das Gewicht zwar noch im Normalbereich, aber aus der Anamnese ergeben sich Hinweise auf einen raschen Gewichtsverlust und ist ohne Intervention ein weiterer Gewichtsverlust wahrscheinlich, so kann auch bei normalgewichtigen Patientinnen die Diagnose einer atypischen Anorexia nervosa gestellt werden, und zwar unabhängig davon, ob Essanfälle und kompensatorische Verhaltensweisen vorliegen.

Einzelne Symptome von Essstörungen können auch bei anderen psychischen Erkrankungen auftreten. Zum Ausschluss dieser psychischen Störungen, die differenzialdiagnostisch in Betracht gezogen werden müssen, ist eine umfassende psychopathologische Befunderhebung erforderlich. Bei ausreichender klinischer Erfahrung bereitet die Diagnose der Anorexia nervosa wegen der typischen Symptomatik allerdings kaum Schwierigkeiten. Die Kombination aus dem Wunsch, abzunehmen bzw. der Angst vor Gewichtszunahme und einer übermäßig von Figur und Gewicht abhängigen Selbstbewertung der Patientinnen ist sehr spezifisch für diese Essstörungen. Bei den meisten anderen psychischen und körperlichen Erkrankungen berichten Patienten in aller Regel, sie wollten durchaus essen, könnten jedoch nicht. Es handelt sich in diesen Fällen eher um einen ungewollten Gewichtsverlust, und auf Nachfrage werden hierfür andere Gründen angegeben, z. B. Übelkeit oder Schmerzen (bei körperlichen Erkrankungen), Appetitlosigkeit (bei Depressionen oder Anpassungsstörungen) oder andere Befürchtungen (bei Zwangsstörungen, Ängsten oder Psychosen). Die überwertige Angst, zu dick zu werden, ist sehr spezifisch für die Essstörungen, findet sich allenfalls (selten) bei körperdysmorphen Störungen.

Somatische Differenzialdiagnosen

Somatische Differenzialdiagnosen bei Anorexia nervosa

- Malabsorptionssyndrome (z. B. Sprue, chronische Pankreatitis, Colitis ulcerosa, Morbus Crohn)
- Anämie
- Hypercalciämie (z. B. Hyperparathyreodismus, Tumorerkrankungen, Sarkoidose)
- Schilddrüsenfunktionsstörungen
- Diabetes mellitus
- Cushing-Syndrom
- Urämie
- Nebennierenrindeninsuffizienz (Morbus Addison)
- Hypophysenvorderlappeninsuffizienz (Morbus Simmonds)
- Schwere Herzinsuffizienz

- Dysphagie und andere Erkrankungen im Hals-Nasen-Ohren-Bereich
- Stenosen im Gastrointestinalbereich
- Tumorerkrankungen
- Intracranielle Raumforderungen
- Gastritis, Ulcus ventruculi oder Ulcus duodeni
- Lebererkrankungen (z. B. Hepatitis)
- Bauchspeicheldrüsen- und Gallenwegserkrankungen
- Chronische Infektionen (z. B. Tuberkulose, HIV, Endokarditis)
- Darmparasiten
- Unerwünschte Wirkungen von Medikamenten oder Drogen

Psychische Differenzialdiagnosen bei Anorexia nervosa

Psychische Differenzialdiagnosen

- Bulimia nervosa
- Anorektische Reaktionen oder psychogenes Erbrechen im Rahmen von Belastungs- und Anpassungsstörungen
- Somatoforme Störungen
- Dissoziative Störungen
- Borderline-Persönlichkeitsstörungen
- Zwangsstörungen
- Depressive Syndrome im Rahmen anderer Erkrankungen (z. B. depressive Episode)
- Schizophrene Psychosen oder andere wahnhafte Störungen

1.5 Komorbidität

Zusammenhänge zwischen Anorexia nervosa und komorbiden Störungen sind komplex

Die Rolle komorbider Störungen bzw. der Betrachtung psychopathologischer Auffälligkeiten, die über die essstörungsspezifische Psychopathologie hinausgehen, ist unter unterschiedlichen Gesichtspunkten von Interesse: (1) Komorbide Störungen können dazu dienen, Hypothesen über die Ätiologie der Essstörung zu entwickeln. Einerseits können unterschiedliche komorbide Störungen eine gemeinsame Ätiologie aufweisen, die Risikofaktoren können teilweise oder vollständig gemeinsam sein. Andererseits können ihnen eine unterschiedliche Ätiologie bzw. voneinander unabhängige Risikofaktoren zugrunde liegen. (2) Das Vorhandensein einer Störung kann die Wahrscheinlichkeit für das Auftreten anderer Störungen erhöhen (z. B. könnte chronisches Diäthalten die Wahrscheinlichkeit für affektive Störungen erhöhen). (3) Die komorbide Störung kann das klinische Bild der Essstörung unmittelbar oder nach Remission der Essstörung verändern. (4) Das Vorhandensein komorbider Störungen kann Auswirkungen auf den kurz- und langfristigen Verlauf und die Prognose der Störung haben. Daraus kann sich die Notwendigkeit der Entwicklung differenzieller Behandlungskonzepte ergeben.

Komorbide Störungen sind häufig

Die häufigsten komorbiden Störungen, die bei der Anorexia nervosa im Vergleich zur Normalbevölkerung erhöht sind, sind affektive Störungen, Angststörungen (Sozialphobie, Zwangsstörungen und kindliche Angststörungen), Substanzmissbrauch und -abhängigkeit und bestimmte Persönlichkeitsstörungen. Inwieweit die in klinischen Stichproben gefundenen Häufungen komorbider Störungen auch für Stichproben von Betroffenen zutreffen, die keine Behandlung ersuchen, ist derzeit noch schwer einschätzbar.

Depressive Störungen können vor, während und als Folge auftreten

Der Anteil depressiver Störungen (Major Depression und Dysthymie) liegt bei zwischen 50 und 75 %, allerdings ist die Reihenfolge des Auftretens uneinheitlich. Bei einem Drittel der Patientinnen beginnt die depressive Störung vor der Essstörung, bei einem Drittel nach der Essstörung und bei einem Drittel etwa gleichzeitig.

Zwangsstörungen und zwanghafte Persönlichkeitsstörungen findet man bei der Anorexia nervosa relativ häufig (bis zu 25 %). Zwanghafte Persönlichkeitsmerkmale werden aber oftmals auch noch nach der Remission und Gewichtsnormalisierung beobachtet. Andere Angststörungen, wie z. B. soziale Phobie, treten in ähnlicher Weise auf.

Zwanghafte Verhaltensweisen

Die Häufigkeiten für komorbide Persönlichkeitsstörungen variieren von 42 bis 75 %. Trotz deutlicher Variabilität scheinen Cluster B- (antisoziale, Borderline-, histrionische und narzisstische) und Cluster C-Persönlichkeitsstörungen (vermeidend-selbstunsichere, dependende, zwanghafte Persönlichkeitsstörungen) besonders häufig vorzukommen. Bei den Patientinnen mit restriktiver Anorexia nervosa dominieren die zwanghaften und vermeidenden Persönlichkeitsstörungen des Cluster C. Persönlichkeitsstörungen des Cluster B scheinen deutlich häufiger bei der bulimischen Form der Anorexia nervosa vorzukommen, während Cluster C-Persönlichkeitsstörungen sich auf beide anorektische Gruppen verteilen. Neben den Persönlichkeitsstörungen weist ein Großteil der Patienten mit Anorexia nervosa ausgeprägte Persönlichkeitszüge im Sinne von erhöhter Zwanghaftigkeit, Abhängigkeit, Rigidität, Kontrolle über Impulse, Perfektionismus und Angepasstheit auf. Es ist davon auszugehen, dass die Verhaltensweisen bzw. Einstellungen zum Teil auch durch das Untergewicht mitbedingt sind, andererseits bestehen sie bei einem Teil der Patienten auch bereits vor Beginn der Essstörung oder über die Phase der akuten Abmagerung hinaus.

Häufige komorbide Störungen bei Anorexia nervosa

- Affektive Störungen: Depressive Episode und Dysthymie
- Angststörungen: Zwangsstörungen, zwanghafte Persönlichkeitsstörungen, Soziale Phobie
- Persönlichkeitsstörungen: Cluster B (häufiger bei bulimischer Anorexie) und Cluster C (bei beiden Störungen)

1.6 Diagnostische Verfahren

Zur Erfassung der spezifischen Aspekte des gestörten Essverhaltens sowie die regelmäßige Kontrolle des Therapieverlaufs existieren verschiedene standardisierte Instrumente, halbstrukturierte Interviews und andere diagnostische Maßnahmen.

1.6.1 Verfahren zur Erfassung der spezifischen Essstörungssymptome und zugehöriger Kognitionen und Einstellungen

EDE Interview ist Goldstandard zur Erfassung der Essstörungspathologie

Mit der *Eating Disorder Examination*[2] (EDE; Hilbert & Tuschen-Caffier, 2016) liegt ein strukturiertes Interview zur Erfassung der spezifischen Merkmale einer Anorexia nervosa vor. Das Interview gilt derzeit als Goldstandard zur Diagnostik von Essstörungen und ermöglicht die Diagnosestellung bei Jugendlichen und Erwachsenen. Erfasst werden Kernsymptome der Essstörung (Gewicht, Angst vor Gewichtszunahme, Fasten, Essanfälle, kompensatorische Verhaltensweisen) in den letzten sechs Monaten sowie essstörungsbezogene Kognitionen und Einstellungen auf den Skalen Gezügeltes Essen (Restraint Scale), Essensbezogene Sorgen (Eating Concern), Gewichtssorgen (Weight Concern) und Figursorgen (Shape Concern). Soll das Interview ausschließlich der Diagnosestellung dienen, können auch ausschließlich die sechs diagnostischen Items vorgegeben werden.

Zur EDE gibt es ein korrespondierendes Selbstbeurteilungsverfahren, das *Eating Disorder Examination Questionnaire* (Hilbert & Tuschen-Caffier, 2016), mit dem Kernsymptome der Essstörung in den letzten vier Wochen sowie Gezügeltes Essen (Restraint), Essensbezogene Sorgen (Eating Concern), Gewichtssorgen (Weight Concern) und Figursorgen (Shape Concern) erfasst werden. Aufgrund des kürzeren Referenzzeitraumes ist mit dem EDE-Q keine Diagnosestellung möglich; das Instrument ist aber zur regelmäßigen Kontrolle des Therapieverlaufes geeignet. Für die Subskalen des EDE und EDE-Q liegen Normen für Gruppen mit verschiedenen Essstörungsdiagnosen sowie für gesunde Probandinnen vor. Veränderungen werden sensitiv abgebildet.

2 EDE und EDEQ sind kostenlos unter http://www.dgvt-verlag.de/e-books/1_Hilbert_Tuschen-Caffier_EDE_2016.pdf bzw. http://www.dgvt-verlag.de/e-books/2_Hilbert_Tuschen-Caffier_EDE-Q_2016.pdf abrufbar.

Das *Eating Disorder Inventory-2* (EDI-2; Paul & Thiel, 2004) ist ein internationales Standardverfahren zur mehrdimensionalen Beschreibung der spezifischen Psychopathologie von Patienten mit Anorexia nervosa sowie anderen psychogenen Essstörungen für Jugendliche und Erwachsene. Es kann im Rahmen der Eingangsdiagnostik zur differenzierten Therapieplanung und im Behandlungsverlauf zur Veränderungsmessung eingesetzt werden. Die 11 Skalen des EDI-2 erfassen die Dimensionen Schlankheitsstreben, Bulimie, Unzufriedenheit mit dem Körper, Ineffektivität, Perfektionismus, Misstrauen, Interozeptive Wahrnehmung, Angst vor dem Erwachsenwerden, Askese, Impulsregulation und soziale Unsicherheit. Für die Subskalen existieren Normen für Jugendliche und Erwachsene für Gruppen mit verschiedenen Essstörungsdiagnosen sowie für gesunde Probandinnen. Veränderungen werden sensitiv abgebildet.

EDE/EDE-Q und EDI-2 stellen Standardinstrumente zur Erfassung der Essstörungspathologie dar. Die Skalen und Itembeispiele sind in Tabelle 3 zusammengefasst.

Als weitere Instrumente können der Body Checking Questionnaire und der Fragebogen zum Körperbild eingesetzt werden. Der *Body Checking Questionnaire* (BCQ; Silja Vocks, Moswald & Legenbauer, 2008) erfasst körperbezogenes Kontrollverhalten als Verhaltenskorrelat eines gestörten Körperbildes, wie zum Beispiel Abmessen von Körperteilen, Wiegen nach jeder Mahlzeit, häufiges Betrachten oder Betasten des eigenen Körpers (z.B. Bauch oder Brustkorb). Das Instrument eignet sich sowohl zur Therapieplanung als auch zur Verlaufskontrolle.

Der *Fragebogen zum Körperbild* (FBK-20; Clement & Löwe, 1996) ist ein kurzer Fragebogen zur Diagnose von Körperbildstörungen und zur Erfassung subjektiver Aspekte des Körpererlebens, erfasst werden die Dimensionen des Körperbildes „Ablehnende Körperbewertung" und „Vitale Körperdynamik".

1.6.2 Instrumente zur Erfassung allgemeiner Symptomatik sowie aufrechterhaltender Faktoren

Weitere Instrumente zur assoziierten Symptomatik

Neben den Instrumenten zur Erfassung der spezifischen Essstörungssymptomatik von Anorexia nervosa können eine Reihe weiterer Instrumente zur Erfassung der allgemeinen psychopathologischen Symptombelastung und der Ausprägung aufrechterhaltender Faktoren dienen und daher auch zur Verlaufsbeobachtung während einer Therapie eingesetzt werden. Im Zentrum stehen dabei Depressivität, Belastung durch psychische und körperliche Symptome, Perfektionismus, Selbstwert und Selbstunsicherheit.

Tabelle 3: Verfahren zur Erfassung der spezifischen Diagnostik von Essstörungen

Verfahren	Subskalen und Items	Art	Itembeispiele (Skala)
Eating Disorder Examination (EDE; Cooper & Fairburn, 1987; dt. Version Hilbert & Tuschen-Caffier, 2016)	28 Items, davon 22 zur spezifischen Essstörungspathologie und 6 diagnostische Items. Insgesamt 4 Subskalen: • Restraint Scale • Eating Concern Scale • Weight Concern Scale • Shape Concern Scale	Strukturiertes Experteninterview	Haben Sie während der letzten vier Wochen bewusst versucht, Ihr Essen einzuschränken (d. h. die Gesamtmenge zu reduzieren), unabhängig davon, ob es Ihnen tatsächlich gelungen ist? Geschah dies mit der Absicht, Ihre Figur oder Ihr Gewicht zu beeinflussen oder einen Essanfall zu vermeiden? (Restraint Scale) Wollten Sie während der letzten vier Wochen weniger wiegen (im Sinne des Gewichts auf der Waage)? (Weight Concern)
Eating Disorder Inventory (EDI bzw. EDI-2; Garner, 1991; dt. Version Paul & Thiel, 2004)	91 Items, 11 Subskalen: • Schlankheitsstreben • Bulimie • Unzufriedenheit mit dem Körper • Ineffektivität • Perfektionismus • Misstrauen • Interozeptive Wahrnehmung • Angst vor dem Erwachsenwerden • Askese • Impulsregulation • Soziale Unsicherheit	Selbsteinschätzung	Ich habe fürchterliche Angst, an Gewicht zuzunehmen. (Schlankheitsstreben) Essen aus Genuss ist ein Zeichen moralischer Schwäche. (Askese)

Das *Beck-Depressions-Inventar* (BDI-II; Hautzinger, Keller & Kühner, 2009) kann zur Erfassung der oft mit einer Essstörung assoziierten depressiven Symptomatik eingesetzt werden. Neben der Intensität der Depression werden zugleich die wichtigsten Symptome erfragt.

Das *Brief Symptom Inventory* (BSI; Franke, 2000) erfasst die aktuelle Belastung durch psychische und körperliche Symptome während der letzten sieben Tage auf den Skalen Aggressivität/Feindseligkeit, Ängstlichkeit, Depressivität, Paranoides Denken, Phobische Angst, Psychotizismus, Somatisierung, Unsicherheit im Sozialkontakt und Zwanghaftigkeit. Darüber hinaus können drei globale Kennwerte der allgemeinen psychopathologischen Symptombelastung bestimmt werden. Es liegen Normwerte für Jugendliche und Erwachsene getrennt nach Alter und Geschlecht sowie Vergleichswerte von Psychotherapieklienten vor.

Die *Frost Multidimensional Perfectionism Scale-Deutsch* (FMPS-D)[3] erfasst Perfektionismus entlang von sechs Dimensionen: Sorge über Fehler, Handlungszweifel, Elterliche Erwartungen, Elterliche Kritik, Persönliche Ansprüche und Organisation.

Die *Rosenberg-Self-Esteem-Skala* (RSES; Ferring & Filipp, 1996) ist die international am weitesten verbreitete Skala zur Messung des Selbstwertgefühls. Mit zehn Items kann sehr ökonomisch die globale Selbstwertschätzung ermittelt werden.

Anhand des *Unsicherheitsfragebogens* (U-Bogen; Ullrich de Muynck & Ullrich, 1994) können verschiedene Bereiche sozialer Kompetenz (z. B. Forderungen stellen, „Nein" sagen, Kritik- und Kontaktangst) genauer abgebildet werden. Es liegen Skalenmittelwerte als Vergleichswerte für die repräsentative und die klinische Stichprobe vor.

2 Störungstheorien und Modelle

Klassische Störungsmodelle der Anorexia nervosa nicht ausreichend empirisch gestützt

Von den klassischen Störungsmodellen (z. B. kognitiv-behavioral, psychodynamisch, biologisch) kann derzeit keines die Entstehung einer Anorexia nervosa überzeugend erklären. Entsprechend findet sich – wie auch bei anderen psychischen Störungen – in Lehrbüchern häufig der Hinweis auf die multifak-

3 Der FMPS-D ist kostenlos abrufbar unter: https://kar.kent.ac.uk/37626/

torielle Bedingtheit der Anorexia nervosa („biopsychosoziales Modell"). Im Rahmen dieser Modelle ist allerdings der Grad der empirischen Absicherung für die verschiedenen Faktoren sehr unterschiedlich. Während die Rolle mancher Faktoren gut gestützt ist, muss der Stellenwert anderer als hypothetisch bis spekulativ angesehen werden. Oftmals bleibt außerdem die Frage des zeitlichen Auftretens der Faktoren im Verhältnis zum Beginn der Essstörung unberücksichtigt. Damit muss davon ausgegangen werden, dass eine Vielzahl der postulierten Risiko- oder Ätiologiefaktoren eher Korrelate oder Folgen der Anorexia nervosa sind. Eine sorgfältige Trennung von Faktoren, deren Vorliegen im Vorfeld der Störung als gesichert gelten kann, und solchen, die Begleiterscheinung oder Folge der Störung sind, ist daher sinnvoll und wünschenswert.

Viele potenzielle Risiko- und Ätiologiefaktoren sind Korrelate

Unabhängig davon können aber manche Modelle dennoch für den klinischen Alltag hilfreich sein. Die kognitiv-behavioralen Modelle, die stärker aus dem klinisch-therapeutischen Zusammenhang heraus entwickelt worden sind, können beispielsweise dazu dienen, der Patientin ein überschaubares und plausibles Störungsmodell zu vermitteln, woraus dann entsprechende Strategien für die Behandlung abgeleitet werden können. Hierbei stehen in der Regel die aufrechterhaltenden Mechanismen der Störung stärker im Vordergrund.

Nutzen von Störungsmodellen für den klinischen Alltag

Im Folgenden wollen wir einen Überblick über potenzielle Risikofaktoren bei Anorexia nervosa geben. Wir orientieren uns hierbei an einer Typologie zu Risikofaktoren sowie den dazugehörigen Definitionen und methodischen Empfehlungen (vgl. Kraemer et al., 1997). Entsprechend dieser Typologie muss für einen Risikofaktor ein signifikanter und klinisch relevanter Zusammenhang mit dem Beginn der Erkrankung nachweisbar sein. Weiterhin muss gesichert sein, dass der Faktor im Vorfeld der Essstörung aufgetreten ist. Dies kann – mit Ausnahme weniger Faktoren, wie z. B. Geschlecht, Geburtsjahr und ethnische Zugehörigkeit, – nur für im Längsschnitt erhobene Faktoren als gesichert gelten. Im Rahmen einer Übersichtsarbeit wurde die Typologie bzw. Terminologie erstmalig auf die potenziellen Risikofaktoren bei Essstörungen angewandt. Die Ergebnisse dieser Arbeiten werden hier unter der Überschrift „Risikofaktoren" zusammengefasst, wobei der Schwerpunkt auf der Absicherung der verschiedenen Faktoren durch Längsschnitt- bzw. Querschnittstudien liegt. In die Übersicht wurden insgesamt 21 Längsschnitt- und Fallregisterstudien mit jeweils unterschiedlichen Prädiktoren einbezogen. Generell ist zu sagen, dass nur eine sehr kleine Zahl an Faktoren tatsächlich als gesicherte Risikofaktoren für Anorexia nervosa angesehen werden kann. Dies sind die bereits bei der Geburt vorhandenen Marker (unveränderliche Risikofaktoren) wie Geschlecht, ethnische Zugehörigkeit, Schwangerschafts- und Geburtskomplikationen, genetische Faktoren sowie das adoleszente Alter als kritische Phase des Störungsbeginns. Alle anderen Faktoren müssen als potenzielle Risikofaktoren oder Korrelate eingeordnet werden.

2.1 Risikofaktoren

2.1.1 Psychosoziale Faktoren

Soziokulturelle Faktoren. Gestützt durch die epidemiologischen Befunde wird davon ausgegangen, dass soziokulturelle Faktoren die Entstehung von Essstörungen begünstigen. Das in Westeuropa und in Nordamerika vorherrschende Schlankheitsideal entspricht einem Gewicht, das bei den meisten Frauen unter ihrem biologisch vorgegebenen Gewichtsbereich bzw. Normalgewicht liegt. Unterstützt wird es weiterhin durch entsprechende Vermarktung über Medien, Modezeitschriften, die Schlankheitsindustrie sowie in zunehmendem Maße auch die Plastische Chirurgie. Gleichzeitig ist die Diskrepanz zwischen dem Stereotyp der weiblichen Traumfigur und den tatsächlichen Körpermaßen bzw. dem Gewicht der Mehrheit der Frauen in den letzten 50 Jahren stetig gestiegen. Da viele Jugendliche die körperlichen und psychischen Veränderungen der Pubertät auch als verunsichernd erleben, sind solche Probleme in dieser Lebensphase häufig besonders aktuell.

Diäthalten bzw. gezügeltes Essverhalten ist bedeutsamster Risikofaktor für die Entstehung des Binge-Eating/Purging-Typ der Anorexia nervosa

Diäthalten - Gezügeltes Essverhalten/Übermäßige Bedeutsamkeit von Figur und Gewicht. Häufiges Diäthalten bzw. ein Muster gezügelten Essverhaltens gehört zu den am besten gesicherten Faktoren für die Entstehung von Essstörungen, insbesondere für den Binge-Eating/Purging-Typ der Anorexia nervosa. Im Rahmen von Querschnittsuntersuchungen wurde die Rolle des Diäthaltens als vorauslaufender Faktor sowohl an klinischen Patientenstichproben wie auch an nicht klinischen Stichproben im Labor untersucht.

Aus verschiedenen klinischen Studien wird berichtet, dass dem Erkrankungsbeginn bei bis zu 91 % der Patientinnen mit Anorexia nervosa eine Phase einer absichtlich durchgeführten Diät bzw. eines Gewichtsverlusts vorausging. Diese Studien reichen teilweise zurück bis in die 1980er Jahre, die Ergebnisse sind erstaunlich einheitlich.

Die früheste experimentelle, wenngleich unkontrollierte Untersuchung zu den Konsequenzen andauernden Diäthaltens, durchgeführt an einer nicht klinischen Stichprobe, stammt aus den 1940er Jahren (Keys, Brožek, Henschel, Mickelsen & Taylor, 1950). Insgesamt 36 gesunde junge Männer wurden dabei über einen Zeitraum von sechs Monaten einer systematischen Diät unterzogen, bei der die individuelle tägliche Energiezufuhr um die Hälfte reduziert wurde, und sie durchschnittlich 25 % ihres Körpergewichts verloren. Die Folgen dieses andauernden Diäthaltens auf unterschiedlichen Ebenen (emotionale, psychische, körperliche und soziale) wurden ausführlich dokumentiert. Neben einer Vielzahl von massiven Veränderungen wurde erstmals auch das Auftreten von Essanfällen als Folge der Hungerperiode beschrieben.

Weiterhin wird auch das Verhalten sogenannter gezügelter Esser (Personen, die ihre Nahrungszufuhr stark kognitiv kontrollieren) als experimentelles Analogon zu Essanfällen angesehen. In Abhängigkeit von bestimmten experimentellen Bedingungen, durch die die Zügelung des Essverhaltens bei dieser Personengruppe durchbrochen wird (z. B. Verabreichung eines Nahrungspreloads, Angst- oder Stressinduktion, Alkoholkonsum) kommt es zu einer Art Gegenregulation („disinhibition"), d. h. die Personen essen dann erheblich größere Mengen als normalerweise.

Essanfälle infolge von restriktivem Essen

Neben diesen Querschnittsbefunden liegt mittlerweile aber auch eine ganze Reihe von Längsschnittbefunden vor, die in sehr einheitlicher Weise die Rolle von Diäthalten bzw. Gewichtssorgen als Risikofaktor für die Entstehung von Essstörungen bestätigen. Unter Gewichtssorgen wird in der Regel eine Mischung von Verhaltensweisen (häufiges Durchführen von Diäten) und spezifischen Einstellungen (z. B. übermäßige Bedeutsamkeit von Figur und Gewicht) verstanden. Die Bedeutsamkeit dieses Faktors über alle Studien kann als hoch eingeschätzt werden. In einzelnen Studien fand sich beispielsweise für Personen, die eingangs ein häufiges Diäthalten berichtet hatten, ein acht- bis achtzehnfach erhöhtes Risiko, nachfolgend eine voll oder partiell ausgebildete Essstörung zu entwickeln.

Familiäre Interaktions- und Kommunikationsmuster. Auf die Rolle der Familie bzw. spezifischer familiärer Interaktions- und Kommunikationsstile und ihrer Bedeutung für die Entstehung der Anorexia nervosa wurde bereits in den 1970er Jahren hingewiesen. Als typische pathogene Interaktionsstile einer „anorektischen Familie" galten damals z. B. „Vermaschung" (die Abwehr von Autonomie- und Selbstverwirklichungsbestrebungen), „Überprotektivität", „Rigidität" und „Konfliktvermeidung". Methodische Schwächen der Untersuchungen und die nur teilweise gelungene Replikation der postulierten familiären Interaktionsmuster in nachfolgenden Untersuchungen führten zu Zweifeln an der Spezifität dieser Befunde und schränken die Bedeutung der Theorie für die Genese von Essstörungen heute deutlich ein.

Gestörte familiäre Interaktions- und Kommunikationsmuster eher Begleiterscheinung oder Folge

Aktuellere Befunde aus Querschnittsuntersuchungen finden durchaus Hinweise für gestörte familiäre Interaktionsmuster und Kommunikation (z. B. geringer elterlicher Kontakt, hohe Erwartungen der Eltern, geringe Kohäsion, geringer affektiver Ausdruck) und einen unsicheren Bindungsstil bei Patientinnen mit Anorexia nervosa. Unklar bleibt dabei aber, ob diese Muster in den familiären Beziehungen Begleiterscheinungen oder Folgen der Erkrankung der Tochter darstellen oder bereits im Vorfeld der Störung auftraten. Weiterhin muss nach wie vor davon ausgegangen werden, dass es sich um unspezifische Faktoren handelt, da auffällige familiäre Interaktions- und Kommunikationsmuster bei verschiedenen psychischen Störungen und auch bei lebensbedrohlichen körperlichen Erkrankungen beobachtet werden.

Viele psychische Störungen treten gehäuft bei Familienmitgliedern von Patientinnen auf

Familiäre Erkrankungen. Eine große Zahl von Querschnittstudien hat sich der Häufung psychischer Störungen bei Familienangehörigen von Patientinnen gewidmet, um daraus Hinweise auf die Rolle genetischer Faktoren abzuleiten. Bei den Familienmitgliedern von Patientinnen mit Anorexia nervosa finden sich Häufungen von Essstörungen (Anorexia und Bulimia nervosa), affektiven Störungen und bestimmter Angststörungen (Panikstörungen, Generalisierte Angststörungen, Zwangsstörungen). Darüber hinaus wurden bei den Familienmitgliedern von Patientinnen mit Anorexia nervosa erhöhte Raten von Zwangsstörungen und zwanghaften Persönlichkeitsstörungen gefunden. Einschränkend muss erwähnt werden, dass es sich bei den hier einbezogenen Stichproben überwiegend um klinische Stichproben handelt, bei denen generell mit einem höheren Maß an Psychopathologie als in Allgemeinbevölkerungsstichproben gerechnet werden muss.

Gestörtes Selbstkonzept ist Teil der Diagnose

Niedriges Selbstwertgefühl/Ineffektivität. Niedriges Selbstwertgefühl wird im Rahmen verschiedener theoretischer Modelle von Essstörungen als Risiko- oder Ätiologiefaktor betont. Weiterhin stellt ein gestörtes Selbstkonzept im Sinne der übermäßigen Bedeutsamkeit von Figur und Gewicht auch einen Teil eines diagnostischen Kriteriums für Anorexia nervosa dar. Mehrere Querschnittstudien haben Selbstkonzeptbeeinträchtigungen bei verschiedenen diagnostischen Gruppen von Patientinnen mit Essstörungen im Vergleich zu gesunden Kontrollgruppen verglichen. Die Befunde bestätigen einheitlich und unabhängig von der gewählten Operationalisierung, dass Patientinnen mit Anorexia nervosa ein beeinträchtigtes Selbstkonzept aufweisen (Jacobi, 2000). Im Längsschnitt wurde die Evidenz für diesen Faktor bisher jedoch nur in einer einzigen longitudinalen Kohortenstudie bestätigt. Gleichzeitig dürfte es sich um ein wenig spezifisches Merkmal handeln, da entsprechende Defizite auch bei anderen klinischen Störungen gefunden werden.

Andere psychische Störungen und negative Affektivität. Die Rolle anderer psychischer Erkrankungen, insbesondere von depressiven Störungen als mögliche zugrunde liegende Störung wird in einem der traditionellen biologisch orientierten Ätiologiemodelle von Essstörungen bereits seit längerer Zeit betont. Gleichzeitig gehören depressive Störungen zu den häufigen komorbiden Störungen, wobei die zeitliche Abfolge beider Störungen durchaus uneinheitlich ist. Bislang haben nur zwei Querschnittstudien retrospektiv das Auftreten anderer psychischer Störungen erhoben. In einer Studie an Patientinnen mit Anorexia nervosa fanden sich dabei gehäuft Persönlichkeitsstörungen, insbesondere zwanghafte Persönlichkeitsstörungen im Vergleich zu einer Kontrollgruppe. Eine zweite Studie fand Häufungen von Angststörungen bei Patientinnen mit Anorexia nervosa und Depression im Vergleich zu Gesunden. Das Risiko einer Anorexia nervosa war deutlich durch eine vorangehende Zwangsstörung sowie eine kindliche Angststörung (Störung mit Überängstlichkeit in der Kindheit) erhöht.

Das Vorhandensein anderer psychischer Störungen bzw. von negativer Affektivität im Vorfeld der Essstörung wurde auch im Rahmen von Längsschnittstudien als Prädiktor für Essstörungen untersucht und bestätigt. Eine Studie konnte diesen Faktor auch unabhängig vom Ausmaß des Diäthaltens bei Studienbeginn bestätigen, wobei das Risiko einer Essstörung für die Probandinnen mit der höchsten Morbiditätsrate anderer psychischer Erkrankungen um ein Siebenfaches erhöht war.

Negative Affektivität erhöht das Risiko der Erkrankung

Sexueller Missbrauch. Eine große Zahl von Querschnittstudien hat sich mit der Rolle von sexuellem Missbrauch als potenziellem Risikofaktor für Anorexia nervosa beschäftigt. Neben einer Vielzahl von methodischen Schwierigkeiten, die diesen Studien anhaftet (z. B. bezogen auf die Definition und Art der Erhebung des Missbrauchs), wird leider oftmals auch die Reihenfolge des Auftretens von Missbrauch und Essstörung nicht spezifiziert. Die Befundlage aus Querschnittstudien, die zwischen Missbrauch in der Kindheit und der Adoleszenz unterscheiden bzw. die zeitliche Abfolge berücksichtigen, ist allerdings nicht einheitlich. Weiterhin muss man davon ausgehen, dass es sich um einen unspezifischen Faktor handelt, da Häufungen auch bei anderen Patientengruppen mit psychischen Störungen festgestellt werden. In einer aktuellen, wenn auch bislang einzigen Längsschnittstudie konnten sexueller Missbrauch und körperliche Vernachlässigung als Risikofaktoren für spätere Essstörungen ebenfalls bestätigt werden. Allerdings konnte in dieser Studie nur eine Patientin mit einer Anorexia nervosa identifiziert werden.

Sexueller Missbrauch ist ein unspezifischer Risikofaktor

Perfektionismus. Perfektionismusstreben bzw. rigide, stereotype perfektionistische Verhaltensweisen gehören aus klinischer Sicht zu den charakteristischen Merkmalen von Patientinnen mit Anorexia nervosa. Erhöhte Perfektionismuswerte wurden im Rahmen von Querschnittstudien auch bei remittierten Patientinnen gefunden, was von einigen Autoren neben den psychobiologischen Befunden als Hinweis für eine Störung im Serotoninhaushalt gewertet wird. Perfektionismus wurde auch bei (remittierten) Patientinnen retrospektiv gehäuft vor Ausbruch der Essstörung gefunden. Im Längsschnitt hat sich die Rolle von Perfektionismus in der Vorhersage für Anorexia nervosa allerdings bislang nicht bestätigen lassen, sondern lediglich erhöhte Neurotizismuswerte.

Perfektionismus als Risikofaktor bislang nicht gesichert

Teilnahme an Leistungssport/körperliche Aktivität. Leistungssportler, insbesondere Sportler bestimmter Disziplinen (Ballett, Gymnastik, Ringer, Jockeys etc.), die mit Gewichtsklassen oder sehr niedrigem Körpergewicht verknüpft sind, gelten traditionell als Risikogruppen. Während viele Studien Häufungen von Auffälligkeiten in einzelnen Symptombereichen oder auf Skalenebene finden, sind die Ergebnisse für die vollen klinischen Essstörungsdiagnosen, für die entsprechend große Stichproben erforderlich sind, weniger eindeutig. Körperliche Aktivität in einem nicht leistungsbezogenen Kontext wurde erst in einer Querschnittstudie mit Patienten verschiedener Essstörungsdiagnosen untersucht. In dieser zeigten auch Patientinnen mit Anorexia nervosa ein höheres Maß an körperlicher Aktivität vor Beginn der Essstörung als die Kontrollgruppe.

Mangelnde Interozeption. Störungen in der Interozeptionsfähigkeit, d.h. in der Wahrnehmung internaler (affektiver und viszeraler) Reize gehörten zu den bereits von Hilde Bruch formulierten charakteristischen Merkmalen von Patientinnen mit Anorexia nervosa. Sie sind in zahlreichen Querschnittstudien gut bestätigt. Eindeutige längsschnittliche Belege stehen aber noch aus.

Frühkindliche Fütter- und andere Essstörungen

Kindliche Essstörungen und gastrointestinale Probleme. Fütterungsstörungen und schwerwiegende gastrointestinale Probleme in der frühen Kindheit wurden retrospektiv im Rahmen einer Querschnittstudie bei Patientinnen mit Anorexia nervosa fast doppelt so häufig wie bei einer Kontrollgruppe gefunden. Im Rahmen einer Längsschnittstudie wurden Verdauungsprobleme und sogenanntes wählerisches Essverhalten („picky eating") bei kleinen Kindern ebenfalls als Prädiktoren für anorektische Symptome in der Adoleszenz gefunden. Ebenfalls im Längsschnitt belegt als kindliche Prädiktoren für spätere Essstörungen sind häufige Streitigkeiten während der Mahlzeiten und Konflikte um das Essen.

Andere Faktoren. Schließlich wurden als Einzelbefunde im Längs- und Querschnitt weitere psychosoziale Faktoren gefunden, die aber der Replikation bedürfen. Hierzu gehören u.a. frühkindliche Schlafstörungen, überbesorgtes Erziehungsverhalten in der frühen Kindheit sowie geringe soziale Unterstützung. In einer großen schwedischen Kohortenstudie (Geburtsjahr 1953) klassifizierten die Autoren eine höhere Bildung der Mutter sowie „häufige Vergleiche der eigenen Zukunftsperspektive mit anderen" als Risikofaktor für Anorexia nervosa. Die Rolle von Akkulturation (Kulturanpassung) wurde in bislang einer querschnittlichen Arbeit, in der Akkulturation retrospektiv erfasst wurde, bestätigt.

2.1.2 Biologische Faktoren

Rolle der Genetik

Von den verschiedenen biologischen Faktoren, die als potenzielle Risiko- oder Ätiologiefaktoren bei Essstörungen untersucht wurden, sollen hier nur die wichtigsten dargestellt werden. Dazu gehören (1) die genetischen Befunde (Befunde zur Zwillingsforschung sowie molekularbiologische Befunde), (2) Befunde zum Zusammenhang zwischen Depressionen, Serotonin und Essstörungen, (3) Befunde zu Schwangerschafts- und Geburtskomplikationen. Nicht näher eingegangen werden soll auf eine große Fülle von Arbeiten, die sich mit dem Stellenwert pathologisch veränderter neurochemischer Parameter bei Störungen des Appetit- und Essverhaltens beschäftigen.

Genetische Faktoren: Zwillingsstudien. Bereits die Studien zu familiären Erkrankungen (Familienanamnese) haben gezeigt, dass Anorexia nervosa gehäuft in den Familien der Patienten auftritt, was als *ein* Hinweis für eine genetische Komponente bei der Entstehung der Störungen gesehen werden kann. Verwandte ersten Grades von Personen mit Anorexia nervosa haben im Vergleich zu gesunden Kontrollpersonen eine elffach erhöhte Wahrscheinlichkeit einer Diagnose einer Anorexia nervosa zu irgendeinem Zeitpunkt ihres Lebens. Die Zwillingsstudien an Paaren mit mindestens einem erkrankten Zwilling bestätigen diesen Befund nochmals (Übersicht bei Bulik, Sullivan, Wade & Kendler, 2000). Mit Ausnahme einiger weniger Studien mit geringen Fallzahlen findet sich in der Mehrzahl der Studien beim Vergleich monozygoter und dizygoter Zwillinge eine signifikant höhere Konkordanzrate beider Essstörungen bei den monozygoten Paaren.

In jüngerer Zeit wurden Zwillingsstudien unter Zugrundelegung von Zwillingsregistern der Allgemeinbevölkerung sowie aufwendiger statistischer Analysen durchgeführt. Insgesamt kommen auch diese Studien zu dem Ergebnis, dass ein erheblicher Anteil der familiären Häufung von Anorexia nervosa sowohl auf additive genetische Faktoren wie auch auf individuumsspezifische Faktoren zurückgeht, während der Einfluss gemeinsamer Umgebungsfaktoren weniger klar ist. Bei der Anorexia nervosa schwankt der additive genetische Varianzanteil je nach Studie zwischen 28 und 74 % (Trace, Baker, Penas-Lledo & Bulik, 2013). Allerdings sind die in den Zwillingsregister-Studien angewandten Methoden durchaus auch kontrovers diskutiert worden.

Kandidatengene bisher nicht repliziert

Genetische Faktoren: Molekularbiologische Befunde. Neben der Zwillingsforschung wurden genetische Einflüsse in den letzten Jahren in einer ständig wachsenden Zahl von molekularbiologischen Studien untersucht. Dabei wurden Polymorphismen verschiedener Kandidatengene, die potenziell für die Entstehung von Essstörungen bedeutsam sein könnten (z. B. serotonerge oder dopaminerge Gene; Gene, die an der Appetitregulation und Nahrungsaufnahme beteiligt sind; Gene, die mit dem Belohnungssystem assoziiert sind), geprüft. Allerdings waren diese Studien maßgeblich durch Nicht-Replikationen von Einzelbefunden und zu kleine Stichproben geprägt (Brandys, de Kovel, Kas, van Elburg & Adan, 2015). Trotz des großen Interesses an der Untersuchung dieser Einflüsse können daher bislang keine eindeutigen Schlussfolgerungen für spezifische Gene gezogen werden. Es ist daher davon auszugehen, dass mehrere Gene in unterschiedlichem Ausmaß die phänotypische Ausprägung der Anorexia nervosa beeinflussen. Auch die ersten genomweiten Assoziationsstudien erbrachten keine signifikanten Ergebnisse. In der dritten und bislang größten Studie mit knapp 4.000 Patientinnen mit Anorexia nervosa und 11.000 Kontrollprobanden wurde ein signifikanter Lokus in einer Genregion auf Chromosom 12 gefunden, wofür es bereits signifikante Assoziationen mit Typ-1-Diabetes und Autoimmunerkrankungen gibt (Baker, Schaumberg & Munn-Chernoff, 2017). Allerdings kann auch hier nicht ausgeschlossen werden, dass die Studie nicht über ausreichend Power verfügt. Eine Folgestudie mit noch größeren Stichproben ist derzeit bereits auf dem Weg.

Serotonin und Essstörungen

Serotonin und Essstörungen. Dem Neurotransmitter Serotonin wurde in der Diskussion der Genese und Aufrechterhaltung psychogener Essstörungen eine besondere Bedeutung beigemessen (zusammenfassend bei W.H. Kaye, Frank, Bailer & Henry, 2005). Diese stützt sich dabei auf Befunde aus unterschiedlichen Forschungsrichtungen: (1) Befunde, die Beeinträchtigungen der Serotoninaktivität während der Erkrankung und nach Remission zeigen, (2) Befunde zum Einfluss von Serotonin auf Appetitregulation, Essanfälle, Stimmung und bestimmte Persönlichkeitsmerkmale, (3) Befunde zum Effekt serotonerger Medikamente in der Behandlung von Essstörungen. Innerhalb des letzten Jahrzehnts wurde versucht, die Hypothese einer gestörten Serotoninaktivität als Ursache anorektischer Erkrankungen insbesondere durch viele Studien mit bildgebenden Verfahren zu stützen. Längsschnittliche Daten hierzu liegen allerdings nicht vor.

Experimentelle Befunde weisen unter Zugrundelegung unterschiedlicher Methoden auf eine reduzierte Aktivität des serotonergen Systems bei akut erkrankten Patientinnen mit Anorexia nervosa hin. Neben signifikant erniedrigten Konzentrationen der Serotonin-Hauptmetaboliten im Liquor fanden sich bei Patientinnen mit Essanfällen auch umgekehrte Zusammenhänge zwischen der Häufigkeit der Essanfälle und der Konzentration des Metaboliten im Vergleich zu einer Kontrollgruppe. Die bei akut erkrankten reduzierte zentralnervöse serotonerge Funktion normalisiert sich im Zusammenhang mit der Gewichtszunahme und Etablierung eines ausgewogenen Essverhaltens zwar, bei remittierten Patientinnen findet sich aber häufig sogar eine erhöhte Serotoninaktivität, d.h. die beeinträchtigte serotonerge Funktion normalisiert sich mit der Remission nicht vollständig. Gleichzeitig werden weiterhin auch oft anhaltend ängstlich-vermeidende Persönlichkeitsmerkmale wie Perfektionismus, „Harm Avoidance“, rigides Denken, Zwanghaftigkeit, verringerter emotionaler Ausdruck und sozialer Rückzug beobachtet. Es ist daher schwer zu entscheiden, ob Beeinträchtigungen der Serotoninaktivität eine Folge der Unterernährung sind oder ggf. Ursache der Anorexia nervosa. Prospektive Untersuchungen dazu fehlen und sind schwer durchführbar. Weiterhin ist es wahrscheinlich, dass auch andere neuronale Systeme (z.B. das dopaminerge System) involviert sind, was bislang noch wenig geprüft wurde.

Eine verminderte Serotoninaktivität wurde auch im Zusammenhang mit der Genese depressiver Erkrankungen diskutiert. Tierexperimentelle Studien und Untersuchungen an Patientinnen ergaben einen bei Serotoninmangel kompensatorisch deutlich gesteigerten Appetit auf kohlenhydratreiche Nahrung einschließlich entsprechender Essanfälle. Umgekehrt kann eine proteinreiche und kohlenhydratarme Diät, die von vielen Patientinnen mit Essstörungen bevorzugt wird, zu einem relativen Serotoninmangel im Gehirn und zu Depressionen führen (Brewerton & Steiger, 2004).

Mehrere kontrollierte Therapiestudien belegen mittlerweile die Wirksamkeit antidepressiver Medikation bei Patientinnen mit Bulimia nervosa (vgl. Kapitel 5.3) und unterstützen für diese Essstörung die Hypothese einer gestörten Serotoninaktivität. Allerdings zeigen diese Medikamente bei Anorexia nervosa im akuten Zustand nur geringe Wirkung. Lediglich eine kleine randomisierte, Placebo-kontrollierte Studie weist allerdings bisher darauf hin, dass der selektive Serotonin-Wiederaufnahmehemmer Fluoxetin nach erfolgter Normalisierung des Gewichts Rückfälle verhindern kann und beeinträchtigte Stimmung und zentrale Symptome der Anorexia nervosa reduzieren kann (Kaye et al., 2001). In einer weiteren, größeren Placebo-kontrollierten Studie mit Fluoxetin konnten diese Befunde allerdings nicht bestätigt werden (Walsh et al., 2006).

Schwangerschaft- und Geburtskomplikationen relevant

Schwangerschafts- und geburtsbezogene Komplikationen. Schwangerschafts- und geburtsbezogene Komplikationen sind in mehreren Studien als Risikofaktoren bzw. Marker für Essstörungen bestätigt worden: Im Rahmen von drei Querschnittsstudien unter Zugrundelegung von Daten aus Krankenakten waren Schwangerschaftskomplikationen, Geburtskomplikationen und -traumen (Zephalhämatome) und vorzeitige Geburt mit einem erhöhten Risiko für Anorexia nervosa assoziiert (Favaro, Tenconi & Santonastaso, 2006; Lindberg & Hjern, 2003). Im Rahmen einer weiteren Studie unter Zugrundelegung eines großen Geburtsregisters von Patientinnen mit Anorexia nervosa fand sich ebenfalls ein erhöhtes Risiko von schweren Geburtstraumen sowie von vorzeitiger Geburt bei Patientinnen mit Anorexia nervosa, nicht aber bei Patienten mit Schizophrenie oder affektiven Psychosen (Cnattingius, Hultman, Dahl & Sparén, 1999).

Hingegen sind die Ergebnisse zum Zeitpunkt der Geburt als Marker widersprüchlich. In mehreren älteren Studien konnte ein Zeitraum zwischen Frühjahr und Sommer als Zeitpunkt der Geburt als Marker klassifiziert werden. Dem gegenüber stehen jedoch verschiedene neuere Arbeiten, in denen sich der Zeitpunkt der Geburt nicht als Risikofaktor für Anorexia nervosa bestätigen konnte.

In Abbildung 1 sind Risikofaktoren für Anorexia nervosa, die im Rahmen von Längsschnittstudien bzw. von Längs- und Querschnittstudien bestätigt werden konnten, sowie potenzielle Risikofaktoren aus Querschnittstudien zusammenfassend dargestellt. Das Alter (bzw. der Altersbereich) des Auftretens des Faktors repräsentiert dabei jeweils das in den Originalstudien angegebene Alter.

Nur wenige Risikofaktoren sind längsschnittlich gesichert

Wie aus der Abbildung hervorgeht, steht bislang für die Mehrzahl der Faktoren eine längsschnittliche Absicherung noch aus. Zusätzlich können zur Frage der Spezifität der Risikofaktoren für Anorexia nervosa bislang keine zuverlässigen Aussagen gemacht werden. Bei vielen der retrospektiv erhobenen Fak-

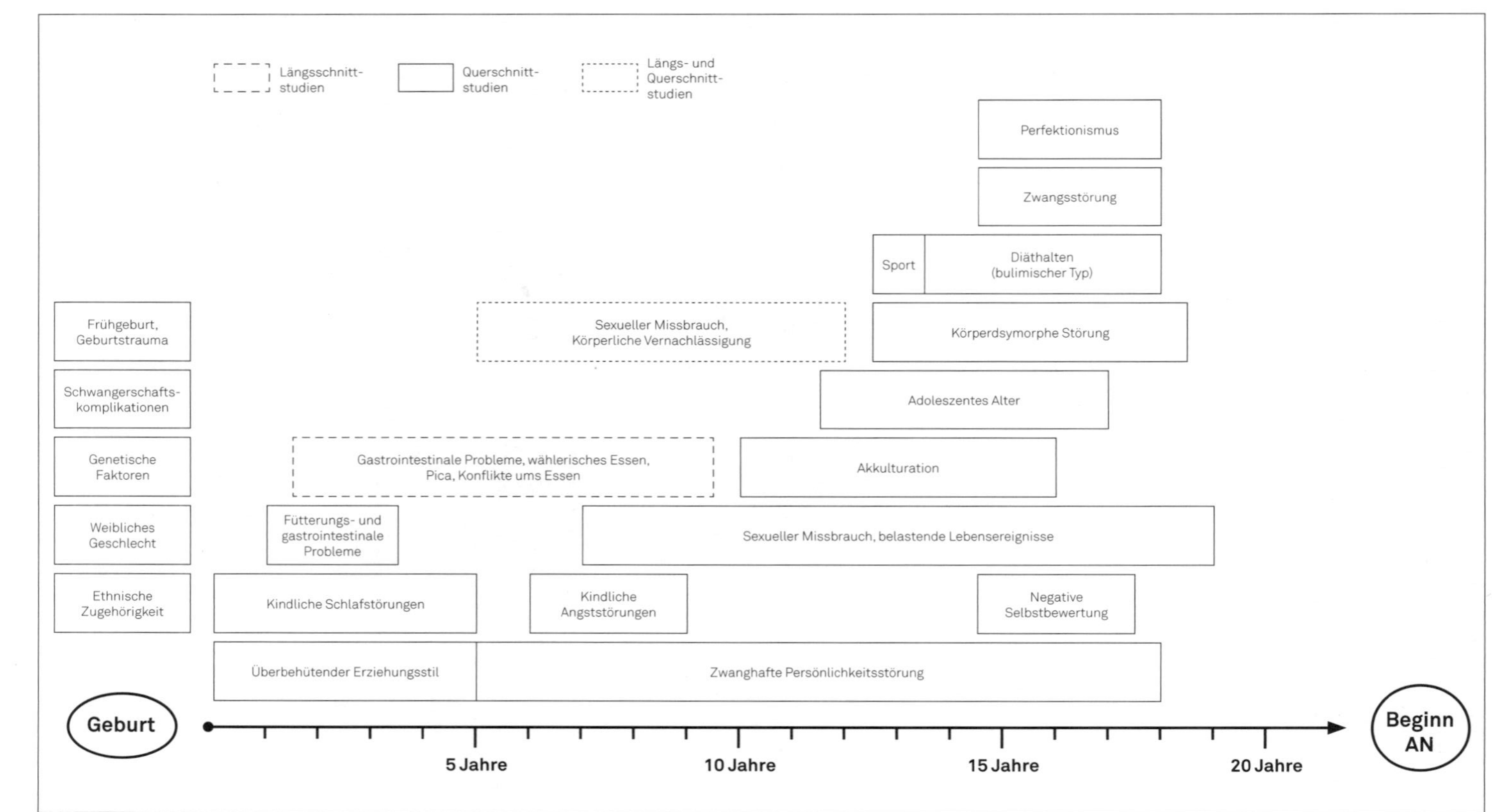

Abbildung 1: Risikofaktoren für Anorexia nervosa

toren ist es aber eher wahrscheinlich, dass es sich nicht um spezifische Faktoren, sondern um Faktoren für psychische Störungen im Allgemeinen handelt.

2.2 Kognitiv-verhaltenstheoretisches Störungsmodell

Die obigen Ausführungen zu den empirisch gestützten Risikofaktoren machen deutlich, dass wesentliche Voraussetzungen für die Entstehung der Anorexia nervosa bereits zu einem sehr frühen Zeitpunkt geschaffen werden bzw. zum Teil von Geburt an vorhanden sind. Es ist allerdings weitgehend unklar, welchen Stellenwert Faktoren der frühen und späteren Kindheit für die Entstehung der Störung haben. Ebenso unklar ist zum jetzigen Zeitpunkt das Zusammenwirken der einzelnen Faktoren im Vorfeld der Störungsentwicklung. Das hier vorgelegte Störungsmodell orientiert sich daher in erster Linie an denjenigen Faktoren, deren Rolle für die Aufrechterhaltung der Störung als gut gestützt und besonders bedeutsam angesehen werden müssen und die maßgeblich in das therapeutische Vorgehen einfließen. Das Modell kann als Grundlage dienen, um gemeinsam mit der Patientin ein individuelles Störungsmodell im Rahmen der Problemanalyse zu formulieren. Die im Folgenden eher allgemein formulierten Elemente des Modells (Risikofaktoren, niedriges oder labiles Selbstwertgefühl etc.) sollten im Einzelfall durch die spezifischen Faktoren ausgefüllt werden. Ein Beispiel einer individuellen Problemanalyse findet sich in Kapitel 3.1.5.

Rolle aufrechterhaltender Faktoren

Im Zentrum kognitiv-verhaltenstheoretischer Störungsmodelle steht ein längerdauerndes *Diäthalten bzw. restriktives Essverhalten* mit der Vermeidung spezifischer (in der Regel energiereicher) Nahrungsmittel. Diese Diätphase markiert den unmittelbaren Beginn der Essstörung und führt zu einem Gewichtsverlust. Restriktives Essverhalten und Gewichtsverlust spielen aber nicht nur bei der Entstehung, sondern auch bei der Aufrechterhaltung eine bedeutsame Rolle.

Im Vorfeld der Diätphase bestehen in der Regel noch andere Problembereiche oder Störungen, die sich generell in Form eines *niedrigen oder labilen Selbstwertgefühls* manifestieren. Dies kann beispielsweise durch *interpersonale Konflikte* oder *mangelnde interpersonale Fertigkeiten* bedingt sein (z.B. starke Unsicherheit im Umgang mit Gleichaltrigen, Durchsetzungsprobleme gegenüber den Eltern, andere soziale Ängste). Das Selbstwertgefühl kann auch im Zusammenhang mit Belastungen oder Störungen in der Kindheit (sexuelle Übergriffe, Vernachlässigung etc.) nicht stabil ausgebildet sein oder durch *akute Belastungen* im Vorfeld der Erkrankung (negative Lebensereignisse, Probleme der Eltern, Trennungs- und Verlusterlebnisse, gravierende Veränderungen im sozialen

Umfeld etc.) geschwächt oder labilisiert sein. Die Patientin erlebt sich in wesentlichen Lebensbereichen als nicht ausreichend kompetent und effizient. Das Gefühl mangelnder Selbsteffizienz wird kompensiert über Nahrungsrestriktion und Gewichtsverlust. Hierbei spielen *soziokulturelle Faktoren* eine wesentliche Rolle. Unter dem Einfluss des vorherrschenden Schlankheitsideals bzw. der Einflüsse der Medien setzt die (spätere) Patientin Schlanksein mit Erfolg und Anerkennung gleich und setzt sich eine im Verhältnis zu ihrem individuellen Set-Point unrealistische, deutlich zu niedrige Gewichtsgrenze. Bei Patientinnen mit Anorexia nervosa spielen oftmals auch zuvor bestehende *perfektionistische Tendenzen und hohe Leistungsstandards* eine wesentliche Rolle. Nahrungsrestriktion und Gewichtsverlust werden wie Leistungen im schulischen Bereich angestrebt; erfolgreiche Nahrungsrestriktion und Gewichtsverlust führen zum unmittelbaren Gefühl von gesteigerter Selbstkontrolle und verbessertem Selbstwertgefühl und wirken sich damit negativ verstärkend aus. Teilweise werden die Patientinnen auch über positive Bemerkungen der Umwelt zum Gewichtsverlust in ihrem Verhalten verstärkt. Die Nahrungseinschränkung kann sich dabei neben der Menge auch auf die Art und die Zeiten der Nahrungsaufnahme richten, sie kann die Form extremer Diätregeln annehmen und wird auf kognitiver wie auch verhaltensbezogener Ebene zum zentralen Thema im Leben der Patientin.

Mit andauernder Nahrungseinschränkung und zunehmendem Gewichtsverlust gehen allerdings auch vielfältige körperliche, psychische und soziale Begleiterscheinungen und Folgen einher. Bei Patientinnen mit *bulimischer Anorexia nervosa* stellen die *Essanfälle,* die meist einige Monate nach Beginn der Diät einsetzen, eine der ersten Folgeerscheinungen dar. Die Essanfälle werden kurzfristig meist als sehr *entlastend und spannungsregulierend* erlebt. Da die damit verbundenen Folgen in Form der drohenden Gewichtszunahme für die Patientinnen aber hochgradig angstbesetzt sind und das gerade Erreichte erheblich gefährden, werden meist kompensatorische Maßnahmen (strenges Diäthalten, Erbrechen, Laxantien-Einnahme etc.) dagegengesetzt. Die kompensatorischen Maßnahmen verstärken wiederum den körperlichen Mangelzustand und erhöhen die Wahrscheinlichkeit weiterer Essanfälle und nachfolgender kompensatorischer Maßnahmen. Es entsteht ein *Teufelskreis von restriktivem Essen, Heißhunger und Essanfällen, Kompensation und verstärktem Diäthalten.* Gleichzeitig verschärft sich die bereits zuvor bestehende kognitive Einengung auf Figur und Gewicht immer mehr, andere Folgeerscheinungen nehmen zu. So werden z.B. soziale Kontakte vernachlässigt, es kommt zu Stimmungsverschlechterungen oder erhöhter Reizbarkeit. Im weiteren Verlauf treten bei Patientinnen mit Essanfällen dann oftmals Generalisierungen auf, d.h. die Essanfälle erhalten über die deprivationsbedingten Situationen hinaus eine generelle spannungs- oder emotionsregulierende Funktion. Insbesondere unangenehme Gefühle wie Angst, Enttäuschung, Traurigkeit oder Anspannung werden dadurch kurzfristig vermieden, langfristig wird das

Teufelskreis der Aufrechterhaltung

Spannungsregulierende Wirkung von Essanfällen

Selbstwertgefühl weiter geschwächt, die zuvor bestehenden Problembereiche und Defizite bleiben bestehen oder verschlimmern sich.

Bei Patientinnen mit restriktiver Anorexia nervosa ist der unmittelbare Erfolg bei der Nahrungseinschränkung und das nachfolgende positive Gefühl von Selbstkontrolle als zentraler Verstärker und damit aufrechterhaltende Bedingung für die weitere Restriktion anzusehen. Das Gefühl von Kontrolle über das Essen wird zunehmend zum alleinigen Maßstab für das Selbstwertgefühl. Über die Kontrolle des Essens kontrollieren die Patientinnen all das, was in ihrem Leben von Bedeutung ist. Auf diesem Wege verhindern sie auch, sich mit anderen Schwierigkeiten und Defiziten (z. B. familiäre Probleme, Umgang mit anderen Menschen, Rollenwechsel, Sexualität etc.) auseinanderzusetzen. Negativ verstärkt wird das Verhalten durch die *Angst vor Gewichtszunahme* und die damit verbundene Veränderung des Äußeren sowie die zunehmenden körperlichen Symptome bei Nahrungsaufnahme (Völlegefühl, Blähungen etc.) und selbstabwertende oder ängstigende Kognitionen (wie z. B. „Ich bin es nicht wert, etwas zu essen"; „Ich bin haltlos, wenn ich esse"; „Ich verliere die Kontrolle, wenn ich meinem Appetit nachgebe"). Im Extremfall kann dies darin münden, dass Patientinnen ihre Identität primär über ihre anorektische Symptomatik definieren. Zur Aufrechterhaltung der Symptomatik können weiterhin auch Reaktionen aus der Umwelt beitragen, da der lebensbedrohliche Zustand der Patientin oftmals zu großer Verunsicherung führt, ohne dass eindeutige Reaktionen erfolgen. Die Patientinnen schaffen sich darüber einen Freiraum, der ihre Vermeidungsstrategien und schließlich das Gefühl von Unzulänglichkeit und Angst vor der eigenen Verantwortung für das Leben weiter verstärkt.

Funktion von Kontrolle

Die Anorexia nervosa wird damit sowohl in der restriktiven als auch in der bulimischen Form als Kompensationsversuch für Probleme in anderen Bereichen aufgefasst, die sowohl durch unzureichende Fertigkeiten im Umgang mit diesen Problemen, durch körperliche Prozesse (zu niedriges Gewicht, Nahrungsrestriktion und Folgeschäden) wie auch durch kognitive Faktoren (übermäßige Bedeutsamkeit von Figur und Gewicht, dysfunktionale Kognitionen) aufrechterhalten werden.

Eine zusammenfassende Darstellung der verschiedenen ätiologischen Faktoren zeigt Abbildung 2. Eine Kombination aus niedrigem Selbstwertgefühl, soziokulturellen Faktoren, mangelnden interpersonalen Fertigkeiten und Perfektionistischen Tendenzen führt in Situationen mit interpersonellen Konflikten oder anderen akuten Belastungen, vermittelt durch einen Wunsch nach Gewichtsabnahme, zu einem restriktiven Essverhalten. In der Folge kommt es zu einem Kreislauf aus Nahrungsrestriktion und Gewichtsverlust, dem Gefühl der Selbstkontrolle und Angst vor erneuter Gewichtszunahme. Bei einigen Betroffenen kommen Essanfälle und/oder kompensatorische Verhaltensweisen hinzu.

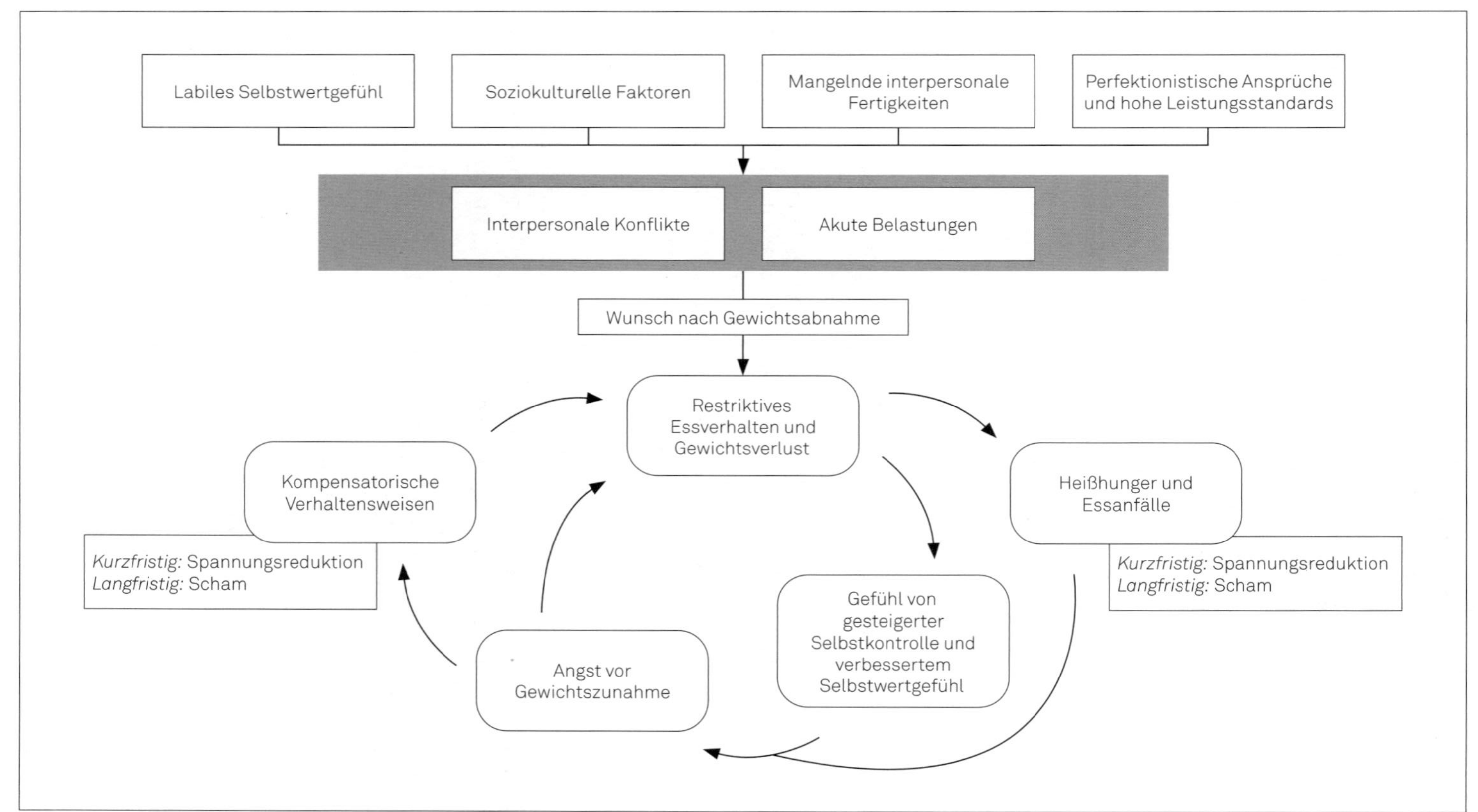

Abbildung 2: Störungsmodell

3 Diagnostik und Indikation

3.1 Hinweise zur Diagnostik

Eingangs-diagnostik

Die nachfolgend beschriebene umfassende Eingangsdiagnostik hat die Zielsetzungen, die Diagnose – unter Berücksichtigung differenzialdiagnostischer Überlegungen – zu sichern, komorbide Störungen zu identifizieren, Therapie- und Veränderungsmotivation zu prüfen und letztlich die Frage der Therapieindikation zu beantworten. Diese Aufgaben lassen sich gut im Rahmen der folgenden Teilbereiche abhandeln. Zwischen den einzelnen Bereichen bestehen dabei deutliche inhaltliche und zeitliche Überlappungen:

- Erst- bzw. Vorgespräch,
- Erhebung des psychopathologischen Befundes, zentraler Diagnosen und komorbider Störungen sowie medizinische Gesamtbeurteilung,
- Anamneseerhebung,
- Motivationsabklärung und Motivierung und
- Hinweise zur Indikation.

3.1.1 Erst- bzw. Vorgespräch

Im Sinne der therapeutischen Transparenz soll das Erst- bzw. Vorgespräch einerseits der Patientin einen Eindruck von der zukünftigen Therapie, der Therapeutin bzw. dem Therapeuten und den entsprechenden Rahmenbedingungen vermitteln. Andererseits hat es die Funktion, die Therapeutin mit den notwendigen Informationen auszustatten, die sie zur Sicherung der Diagnose, zur Erhebung des psychopathologischen Befundes und von Komorbiditäten sowie der Therapie- und Veränderungsmotivation der Patientin benötigt. Idealerweise handelt es sich somit um einen Prozess, der von beiden Seiten (Patientin und Therapeutin) aktiv genutzt wird mit der Zielsetzung, danach eine freie Entscheidung für oder gegen die Therapie zu treffen. Mit der Therapie sollte nur dann begonnen werden, wenn sich beide Seiten auf einen Behandlungsauftrag geeinigt haben, der hinsichtlich der Therapieziele sowie der Methoden und Rahmenbedingungen zur Erreichung von Veränderungen transparent ist. In Deutschland stehen bei Therapien im ambulanten Setting hierfür in der Regel bis zu 100 Minuten Sprechstunde sowie vier probatorische Sitzungen zur Verfügung. Häufig bietet es sich an, die Therapieziele auch schriftlich als Behandlungsvertrag zu fixieren und von beiden Seiten unterschreiben zu lassen. Im Laufe des therapeutischen Prozesses können diese Ziele dann weiter spezifiziert, modifiziert, erweitert oder beschränkt werden.

Behandlungs-auftrag

Zur Erreichung dieser Zielsetzung haben sich die folgenden Fragenkomplexe bzw. das Erteilen von spezifischen Informationen als hilfreich erwiesen. Die Fragen können zum großen Teil auch im Vorfeld der Behandlung von der Patientin schriftlich anhand eines Fragebogens beantwortet werden (vgl. auch die Karte „Wichtige Fragen für den Erstkontakt“ am Ende des Buches).

Wichtige Fragen für den Erstkontakt

- Welche aktuellen Beschwerden liegen vor und wie wirken sich diese auf das Leben der Patientin aus?
- Wie lange bestehen diese schon?
- Wodurch sind sie – nach Einschätzung der Patientin – ausgelöst worden?
- Haben sie sich im Laufe der Zeit verändert?
- Kommt die Patientin freiwillig/selbstständig zur Therapie oder wurde sie geschickt?
- Warum wünscht die Patientin zu diesem Zeitpunkt eine Behandlung?
- Ist der richtige Zeitpunkt für den Beginn einer Therapie gegeben? Bestehen ausreichende Ressourcen und Rahmenbedingungen, um eine Therapie durchzuführen?
- Wie sieht die soziale Einbettung der Patientin aus?
- Liegen therapeutische Vorerfahrungen vor? Wenn ja, wie wurden die entsprechenden Vorbehandlungen bewertet?
- Welche Erwartungen bestehen an die aktuelle Therapie bzw. die Therapeutin bzw. den Therapeuten?
- Was soll mithilfe der Therapie verändert werden? Wie sehen die konkreten Therapieziele aus?
- Wer weiß von ihren Beschwerden?

Weitere Inhalte

- Exploration allgemeiner Ressourcen
- Abklärung von Suizidalität
- Abklärung anderer Problembereiche im Sinne von Komorbiditäten
- Aufklärung über Gefahren in Verbindung mit der Erkrankung
- Beschreibung wesentlicher Merkmale des Therapiekonzeptes (Gewichtszunahme, Aufgabe des restriktiven Essverhaltens, körperliche Überwachung durch Arzt etc.)

3.1.2 Umgang mit Ambivalenz

Während bei Patienten mit anderen psychischen Störungen in der Regel davon ausgegangen werden kann, dass diese eigenmotiviert die Behandlung aufsuchen, sind Patientinnen mit Anorexia nervosa nicht selten von einer deutlichen Ambivalenz gekennzeichnet (vgl. auch Kapitel 3.1.6). Dahinter verbirgt sich zumeist eine starke Angst vor der Gewichtszunahme und Befürchtungen, die Kontrolle zu verlieren. Da die Symptomatik häufig als ich-synton erlebt wird und zahlreiche Verstärkungsprozesse zur Aufrechterhaltung beitragen, ist es wichtig, dass in den ersten Gesprächen die Befürchtungen und aufrechterhaltenden Prozesse angesprochen werden. Als Voraussetzung dafür ist eine unterstützende therapeutische Grundhaltung geboten, die von dem Bemühen gekennzeichnet ist, die Patientin in ihren Ängsten und Befürchtungen zu verstehen und ihr dadurch zu ermöglichen, offen und frei über diese zu berichten. Dabei sollte die Therapeutin versuchen, den Leidensdruck der Patientin auf verschiedenen Ebenen zu erfassen, ihr Informationen über die Symptomatik zu geben und mit ihr gemeinsam zu erarbeiten, wie sie sich einen Weg aus der Erkrankung vorstellen kann. Wichtig ist hierbei zu überprüfen, ob die Patientin zu diesem Zeitpunkt wirklich therapie- und vor allem auch veränderungsmotiviert ist. Nicht selten begeben sich Patientinnen in Therapie, um sich selbst oder auch ihrer Umwelt zu signalisieren, dass sie etwas verändern wollen, letztlich sind sie aber (noch) nicht bereit, mit aller Konsequenz an dem Veränderungsprozess auch zu arbeiten. In diesem Fall läuft die Therapeutin Gefahr, selbst ein aktiver Faktor im fortschreitenden Chronifizierungsprozess der Patientin zu werden. Um dies zu verhindern, sollte durch die Vorgespräche erreicht werden, dass sich bei Therapiebeginn ein klar formulierter Behandlungsauftrag mit entsprechend ableitbaren Therapiezielen für Patientin und Therapeut ergibt. Es ist dabei unerlässlich, dass sich die Therapeutin und Patientin auf eine Normalisierung des Essverhaltens und ebenso auf ein Mindestnormalgewicht der Patientin einigen (in der Regel BMI von 20 kg/m^2 bei Patientinnen über 18 Jahre). In Abhängigkeit vom prämorbiden Gewicht der Patientin sollte aber berücksichtigt werden, dass dies auch höher liegen kann (z. B. wenn das prämorbide Gewicht im Erwachsenenalter bereits deutlich über dem Mindestnormalgewicht lag). Beide Ziele sollten von der ersten Therapiestunde an als zentrale Themen der Therapie begriffen werden. Bei der Formulierung dieser Therapieziele kann nicht erwartet werden, dass die Patientin ihre Angst vor der Gewichtszunahme bereits reduziert, aber es muss eine Einigung darüber erreicht werden, dass die Patientin das Ziel hat, sich dieser Angst vor der Gewichtszunahme zu stellen und diese reduzieren möchte. Weiterhin sollte die Patientin darauf aufmerksam gemacht werden, dass die Therapie auch nur dann Erfolg haben wird, wenn sie zwischen den Therapiestunden an sich arbeitet, indem sie neue Verhaltensweisen ausprobiert, bestimmte Einstellungen hinterfragt und die dabei teilweise (zumindest kurzfristig) auftretenden unangenehmen „Nebenwirkungen“ in Kauf nimmt. Gerade aufgrund des hohen Kontrollbedürfnisses dieser Patientinnen ist es besonders wichtig, dass der therapeutische Prozess mit allen Implikationen (z. B. Rahmenbedingungen im stationären Bereich) von Beginn an transparent gemacht wird und die Patientin frühzeitig lernt,

Veränderungsmotivation prüfen

Empfehlungen zum Mindestnormalgewicht

Transparenz im therapeutischen Vorgehen

Verantwortung für ihr Handeln zu übernehmen. Die dabei immer wieder auftretenden Ängste werden gleichzeitig auch zentrale Bestandteile des Bearbeitungsprozesses in der Therapie sein.

3.1.3 Erhebung des psychopathologischen Befundes, zentraler Diagnosen und komorbider Störungen sowie medizinische Gesamtbeurteilung

Zur Erfassung der zentralen Symptomatik bietet sich die Durchführung eines strukturierten Interviews an, z. B. anhand der EDE (Eating Disorder Examination; Hilbert & Tuschen-Caffier, 2016). Zu Erfassung komorbider Störungen können ergänzend das SCID-5-CV (Strukturiertes Klinisches Interview für DSM-5®-Störungen – Klinische Version; Beesdo-Baum, Zaudig & Wittchen, 2019) oder das DIPS (Diagnostisches Interview bei psychischen Störungen; Margraf, Cwik, Suppiger & Schneider, 2017) durchgeführt werden. Wie bereits erwähnt, sollte insbesondere auf folgende komorbide Störungen geachtet werden (vgl. auch Kapitel 1.5): Affektive Störungen, Angst- bzw. Zwangsstörungen, Substanzmissbrauch und -abhängigkeit sowie Persönlichkeitsstörungen.

Umgang mit Komorbidität

Liegen die genannten komorbiden Störungen vor, so sollte zunächst entschieden werden, inwieweit zusätzlich zur Behandlung der Essstörung eine eigenständige Behandlung dieser Störungen erforderlich ist und in welcher Reihenfolge dies geschehen soll. Im Erst- bzw. Vorgespräch sollte gemeinsam mit der Patientin geklärt werden, ob es sinnvoll und machbar erscheint, trotz des Vorliegens der komorbiden Störung den Behandlungsschwerpunkt auf die Essstörung zu legen. Oftmals ist es möglich und sinnvoll, die Essstörung vorrangig zu bearbeiten und im Therapieverlauf parallel dazu auch auf die komorbide Störung einzugehen. Dies wird vor allem dann der Fall sein, wenn sich die komorbide Störung aus der Essstörung entwickelt hat, wie es beispielsweise bei den affektiven Störungen häufig der Fall ist. Daher ist es wichtig, im Rahmen der Eingangsdiagnostik abzuklären, in welcher Reihenfolge die verschiedenen Störungen (Essstörung, komorbide Störungen) entstanden sind, wie sie einander bedingen, welche Folgestörungen oder -probleme sich daraus entwickelt haben und wie die komorbiden Störungen hinsichtlich ihres Schweregrades einzuschätzen sind (vgl. hierzu auch die Karte „Fragen zur Diagnostik und Vorgeschichte“ am Ende des Buches).

Hat sich die Essstörung z. B. infolge eines traumatischen Erlebnisses (z. B. sexueller Missbrauch) entwickelt, kann es sinnvoll sein, zunächst mit der Bearbeitung des Traumas zu beginnen (z. B. in Anlehnung an Ehring & Ehlers, 2019). Das gilt insbesondere dann, wenn Erbrechen zur Bewältigung belastender Erinnerungen und Gefühle eingesetzt wird oder Hungern und Untergewicht der Abwehr von Sexualität dient. Bei massivem Untergewicht kann andererseits aber zunächst eine körperliche Stabilisierung angezeigt sein, bevor mit der Bearbeitung der traumatischen Erlebnisse begonnen wird. Bei Substanzmissbrauch oder -abhängigkeit sollte eine Therapie der Essstörung erst dann begonnen werden, wenn sichergestellt ist, dass die Patientin abstinent sein kann, es sei denn, es gibt die Möglichkeit einer Behandlung in einer auf beide Störungen spezialisierten Fachklinik. Im ersten Fall sollte ein schriftlicher „Anti-Substanzvertrag" mit der Patientin geschlossen werden, der bei wiederholtem Verstoß die Beendigung der Therapie zur Folge hat. Die Therapie müsste dann in einem anderen Behandlungsrahmen fortgeführt werden.

Bei schweren affektiven Störungen oder ausgeprägter Zwangssymptomatik kann ggf. auch eine medikamentöse Zusatzbehandlung angezeigt sein. In folgenden Fällen empfehlen wir zunächst mit der Behandlung der komorbiden Störung zu beginnen, um dann anschließend die Behandlung der Essstörung einzuleiten:

Merke: Mit der Behandlung der komorbiden Störung beginnen, wenn ...

- die Patientin nicht abstinent bzgl. des Substanzmissbrauchs oder der Substanzabhängigkeit sein kann.
- aufgrund der Schwere der Depression die Patientin stark antriebsvermindert/apathisch ist, unter massiven Schlafstörungen leidet, akut suizidal ist etc.
- aufgrund einer Persönlichkeitsstörung das Interaktionsverhalten der Patientin so beeinträchtigt ist, dass eine Konzentration auf die Essstörung nicht möglich ist bzw. dadurch eine Exazerbation der Verhaltensweisen im Rahmen der Persönlichkeitsstörungen auftritt. Dies ist nicht selten bei Patientinnen mit einer komorbiden Borderline-Persönlichkeitsstörung der Fall, die das problematische Essverhalten (Essanfälle und/oder Erbrechen) primär zur Gefühlsregulation benutzen (vgl. hierzu auch Bohus, 2019).

Dies kann natürlich zur Folge haben, dass – vor allem gefährdete extrem untergewichtige – Patienten im Rahmen von Zwangseinweisungen in einem psychiatrischen stationären Rahmen behandelt werden müssen. Bei Patientinnen mit Anorexia nervosa sollte aufgrund der vielfältigen medizinischen Risiken vor Behandlungsbeginn in jedem Fall eine umfassende medizinische Untersuchung durch einen Arzt für Allgemeinmedizin bzw. für Innere Medizin durchgeführt werden (vgl. Anhang, S. 104). In Abstimmung mit diesen Kollegen und Kolleginnen sollte auch die Entscheidung des adäquaten Behandlungsrahmens getroffen werden.

Abklärung medizinischer Risiken

3.1.4 Anamneseerhebung und subjektives Krankheitsmodell

Individuelle Faktoren der Krankheitsentstehung und -aufrechterhaltung berücksichtigen

Die Anamneseerhebung dient dazu, die spezifische Vorgeschichte der Anorexia nervosa zu erfassen. Mit ihrer Hilfe sollen die individuellen Faktoren identifiziert werden, die zur Entstehung der Essstörung beigetragen und deren Entwicklung positiv oder negativ beeinflusst haben und die möglicherweise heute noch zur Aufrechterhaltung der Störung beitragen. Zusätzlich werden die wichtigsten biografischen Daten der Patientin, ihre soziale und familiäre Situation sowie mögliche familiäre Erkrankungen erfasst. Im Rahmen eines verhaltenstherapeutischen Vorgehens wird die Erhebung der Vorgeschichte oder Genese der Störung, der Biografie und sozialer und familiärer Aspekte oft als Teil der Problemanalyse aufgefasst (vgl. Kapitel 3.1.5). Dies schließt auch Aspekte des subjektiven Krankheitsmodells der Patientin ein, d.h. ihre subjektiven Vorstellungen über die Entstehung und Aufrechterhaltung der Symptomatik. Darüber hinaus sollten aber auch Informationen erhoben werden, die über die reine Störungsperspektive hinausgehen und eine Gesamtbetrachtung der Patientin mit all ihren Stärken und Schwächen einschließlich ihrer sozialen Bezüge ermöglichen. Dies ermöglicht ein ressourcenorientiertes Arbeiten.

Subjektives Krankheitsmodell

Zur Erhebung der Informationen bietet sich neben dem Gespräch auch der Einsatz von störungsspezifischen und störungsübergreifenden Fragebögen und/oder standardisierten bzw. halbstandardisierten Interviews an (vgl. Kapitel 1.6). Einen guten Überblick über die allgemeine Lebenssituation und Biografie erhält man außerdem anhand eines Fragebogens zur Lebensgeschichte (z.B. Stavemann, 2015, S. 19ff.). Zur spezifischen Erfassung der Vorgeschichte der Essstörung, ihrer möglichen Funktionalität und des Krankheits- und Veränderungsmodells haben sich aus unserer Erfahrung die folgenden Fragen als hilfreich erwiesen (vgl. hierzu auch die Karte „Fragen zur Diagnostik und Vorgeschichte" am Ende des Buches):

Fragen zur Diagnostik und Vorgeschichte

- Seit wann leiden Sie an Ihrer Essstörung? Wann und in welcher Reihenfolge haben die spezifischen Symptome (z.B. Unzufriedenheit mit Figur und Gewicht, Gewichtsverlust, Heißhunger und Essanfälle, Erbrechen bzw. andere Kompensationsmechanismen, Gewichtsverlust,) begonnen?
- Wie häufig haben Sie schon eine Diät gemacht? Welche Art? Wie viel Gewicht haben Sie jeweils verloren (vgl. Gewichtskurve)?
- Wie ist Ihr Essverhalten an einem typischen Wochentag? Wie am Wochenende?
- Wie häufig treten die spezifischen Symptome (Heißhunger und Essanfälle, Erbrechen, andere Kompensationsmaßnahmen) derzeit auf?

- Falls Erbrechen bejaht wird: Wie wird es herbeigeführt?
- Wie fühlen Sie sich in Ihrem Körper?
- Hat sich Ihre Essstörung über die Zeit verändert? Bitte beschreiben Sie genau, inwieweit sich im Laufe der Jahre oder Monate Veränderungen ergeben haben und wodurch diese bedingt waren.
- Inwieweit fühlen Sie sich durch die Störung beeinträchtigt?
- Gewicht als Kind (normal, übergewichtig, untergewichtig)?
- Gewicht der Eltern (normal, übergewichtig, untergewichtig)?
- Essstörungen in der Familie (Eltern, Geschwister)?

Auslöser und subjektives Krankheitsmodell

- Haben Sie eine Erklärung dafür, warum die Essstörung zu diesem Zeitpunkt begonnen hat? Was könnte dafür mitverantwortlich gewesen sein?
- Wie erklären Sie sich, dass Sie eine solche Störung entwickelt haben?
- Welche Probleme/Konflikte/Schwierigkeiten in anderen Bereichen Ihres Lebens sind Ihrer Meinung nach mit bedingt durch Ihre Essstörung?

Funktionalität der Essstörung

- Wer von Ihren Mitmenschen weiß von dieser Störung?
- Wie reagieren diese auf Ihre Essstörung?
- Wie würden diese reagieren, wenn Sie keine Essstörung mehr hätten?
- Wie würde Ihr Leben aussehen, wenn die Störung nicht mehr bestehen würde? Bitte beschreiben Sie dies so genau wie möglich.
- Was würde Ihnen fehlen, wenn Sie „symptomfrei“ wären?
- Gibt es positive Seiten der Essstörung (z.B. Entlastungen, Rücksichtnahmen)?
- Durch welche Faktoren wird Ihre Essstörung heute aufrechterhalten?
- Welche Faktoren verhindern, dass Sie darauf verzichten können?

Selbsthilfeversuche

- Was haben Sie bisher unternommen, um die Störung zu beseitigen?
- Was davon war hilfreich, was kontraproduktiv? Wie erklären Sie sich das?

Therapieziele und Erwartungen an die Therapie

- Was genau wollen Sie im Rahmen der Therapie bzgl. Ihrer Essstörung verändern?
- Was soll im Rahmen der Therapie Ihr Part, was der der Therapeutin bzw. des Therapeuten sein?
- Sind Sie sicher, dass Sie zum jetzigen Zeitpunkt die Kraft haben, die Störung anzugehen? Wenn ja, was macht Sie so sicher?
- Welche Unterstützung benötigen Sie, um die Störung zu bearbeiten?
- Welche Ressourcen können Sie zur Überwindung der Störung einsetzen?

Funktion der anamnestischen Gewichtskurve

Um die Entwicklung der Anorexia nervosa aufzuzeigen und deren Verlauf in Zusammenhang mit bestimmten Lebensereignissen oder emotionalen Zuständen zu bringen, empfiehlt es sich, mit allen Patientinnen retrospektiv eine anamnestische Gewichtskurve zu erstellen. Die Patientin notiert ihren Gewichtsverlauf vom Beginn ihrer Essstörung an bis zum aktuellen Zeitpunkt. Starke Veränderungen oder Schwankungen im Gewicht können mit entsprechenden auslösenden Ereignissen in Beziehung gesetzt werden. Dies können Veränderungen der sozialen Situation sein (z. B. Umzug, Trennung vom Partner, Auszug aus dem Elternhaus) und/oder bestimmte gefühlsmäßige Verfassungen (z. B. starke Verunsicherung, Enttäuschung, Einsamkeit). Dabei kommt es nicht darauf an, dass alle Zeit- und Gewichtsangaben absolut fehlerfrei erinnert werden, sondern dass die Patientin lernen kann, ihre Essstörung (bzw. Veränderungen in ihrem Gewicht) nicht isoliert zu betrachten, sondern funktional in Beziehung zu anderen Lebensbereichen zu setzen. Zusammenhänge, die aus dieser anamnestischen Betrachtung des Gewichtsverlaufs aufgezeigt werden, können dann auch als Hinweise für die mögliche Funktionalität der aktuellen Essstörung dienen (vgl. Beispiel in Tabelle 4).

Tabelle 4: Beispiel – Zusammenhang zwischen der Vorgeschichte der Essstörung und heutiger Symptomatik

Auslösende Faktoren	• Mit 12 Jahren veränderte sich mein Körper sehr stark, da ich früh in die Pubertät kam. • Ich hatte einen großen Busen bekommen und alle glotzten mich an. • Ich fühlte mich in meinem Körper gar nicht wohl, was mein Selbstbewusstsein sehr negativ beeinflusste. • Es war insgesamt auch eine schwierige Zeit, da sich mein Vater zwei Jahre zuvor von meiner Mutter getrennt hatte, worauf diese sehr depressiv geworden war. • Ich konnte (wollte?) meine Mutter nicht damit belasten, da es ihr sowieso nicht gut ging. Außerdem hat sie selbst einen großen Busen und hatte immer Schwierigkeiten mit ihrem Gewicht. • Ich zog mich immer mehr zurück und trug keine enganliegenden Kleider (Pullover etc.) mehr. • Ich begann immer mehr auf mein Essen zu achten, versuchte Lebensmittel, die „dick machen", wegzulassen. Das gelang mir aber nicht so gut und ich übertrat immer häufiger meine selbstgesetzten „Gebote". • Ich wurde immer unglücklicher, traute mich kaum noch, in den Spiegel zu schauen oder mich auf die Waage zu stellen, da ich befürchtete, zugenommen zu haben.

Tabelle 4: Fortsetzung

Weitere Entwicklung/ Lösungsversuche	• Ich zog mich nur noch zurück, hatte keine Lust mehr, in die Schule zu gehen, obwohl ich eine sehr gute Schülerin war. • Besonders hart traf mich, als meine beste Freundin sich verliebte und nun auch noch weniger Zeit für mich hatte. • An meinem 16. Geburtstag beschloss ich, innerhalb von vier Wochen 5 kg abzunehmen, was mir erstaunlich gut gelang und wodurch ich mich wunderbar fühlte. • Ich setzte mir daraufhin immer tiefere Gewichtsgrenzen, und schließlich drehte sich mein ganzes Denken und Handeln nur noch um mein Essen und das Gewicht. • Ich fühlte mich stark, war auch stolz darauf, etwas Besonderes zu sein.
Heutige Problembereiche	• Ich kann nur noch an Essen und Gewicht denken. • Meine Konzentrationsfähigkeit hat deutlich abgenommen. • Ich fühle mich häufig schwach und nicht mehr leistungsfähig. • Ich habe große Angst vor einer Gewichtszunahme. • Ich mag meinen Körper überhaupt nicht. • Ich habe kein Gefühl mehr fürs Essen. Ich weiß nicht, wann ich hungrig oder satt bin. • Ich kann viele Dinge überhaupt nicht mehr essen, weil ich sonst befürchte, die Kontrolle zu verlieren. • Die Spannungen mit meiner Mutter haben sehr zugenommen. Ich bin häufig aufbrausend und ungerecht. • Ich fühle mich sehr isoliert, habe den Kontakt zu Gleichaltrigen verloren. • Ich habe Angst vor den Folgen meiner Essstörung. • Ich bin häufig sehr depressiv und hoffnungslos. • Ich traue mir nichts mehr zu. • Ich habe Angst vor der Zukunft. • Ich bin sehr verunsichert in Gegenwart von Fremden. • Ich kann auch nicht mehr in der Öffentlichkeit essen. • Ich weiß überhaupt nicht, wie es nach dem Abi weitergehen soll. • Obwohl ich eigentlich gerne studieren würde, traue ich mich nicht, von zu Hause auszuziehen. • Etc.

Nach Abschluss der Anamneseerhebung im Rahmen der ersten Therapiestunden können Patientin und Therapeutin ein erstes vorläufiges Bedingungsmodell (Modell der Störungsentwicklung und -aufrechterhaltung) formulieren. Ein entsprechendes Beispiel ist in Abbildung 3 dargestellt. Dieses Modell sollte dann kontinuierlich im Verlauf der Therapie bzw. im Rahmen der ausführlichen Problemanalyse präzisiert werden.

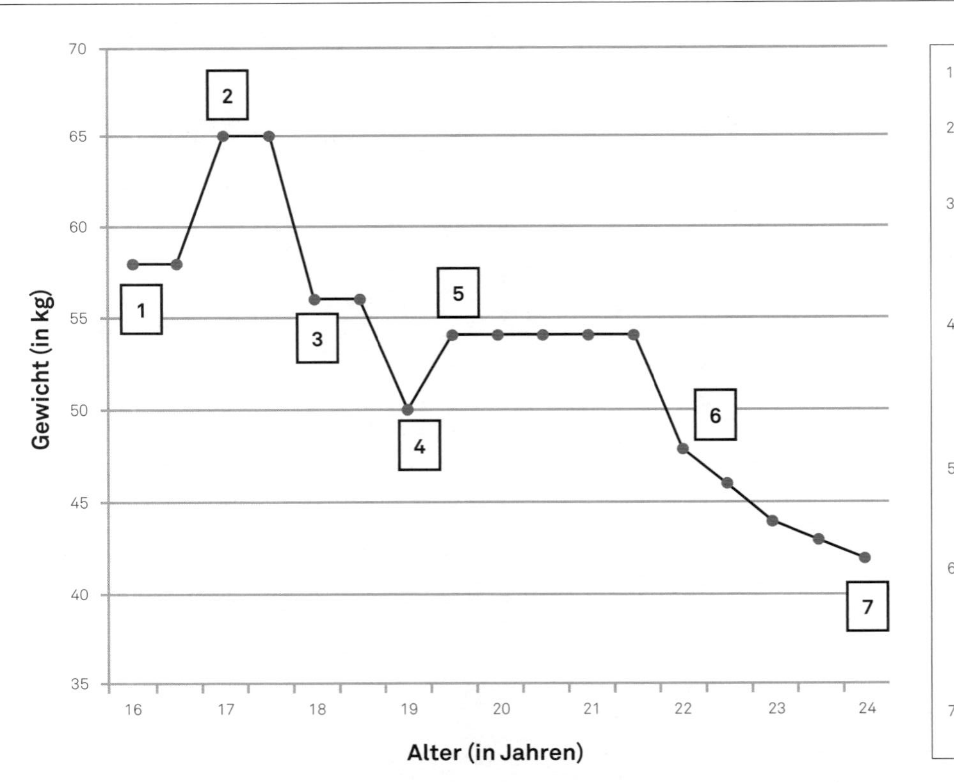

1. Ausgangsgewicht am Ende der 10. Klasse: 58 kg bei 1,68 m Körpergröße (BMI 20,5 kg/m²).
2. Schüleraustauschjahr in den USA, Gewichtszunahme auf 65 kg (BMI 23,0 kg/m²) innerhalb weniger Monate wegen veränderter Ernährungsgewohnheiten.
3. Rückkehr nach Deutschland, erste Diät mit Unterstützung durch die Familie, Gewichtsabnahme bis auf 56 kg (BMI 19,4 kg/m²) innerhalb von sechs Monaten, achte auf gesunde Ernährung, dann stabiles Gewicht bis zum Abitur.
4. Auszug aus dem Elternhaus, Schwierigkeiten, in der Mensa etwas Gesundes zu finden, koche nicht für mich selbst, esse sehr unregelmäßig. Gewicht sinkt auf 50 kg (BMI 17,7 kg/m²). Bekomme von Kommilitoninnen viele Komplimente wegen meiner Figur („Du kannst anziehen, was immer du willst").
5. Lerne meinen ersten festen Freund kennen, wir kochen oft gemeinsam, mit ihm gehe ich auch in die Mensa und esse wieder ab und zu Ungesundes, Gewicht steigt auf 54 kg (BMI 19,3 kg/m²) und bleibt dort stabil.
6. Mein Freund trennt sich von mir, ich fühle mich hässlich, habe keinen Hunger, muss mich zum Essen zwingen. Das Gewicht sinkt wieder. Ich fühle mich dadurch ein bisschen schöner, bekomme gleichzeitig aber immer mehr Angst vor dem Essen. Ich finde immer noch Stellen an meinem Körper, die zu dick sind.
7. Beginn der Therapie. Ich wiege nun 42 kg (BMI 14,9 kg/m²).

Abbildung 3: Gewichtskurve

3.1.5 Problemanalyse: Entwicklung eines funktionalen Bedingungsmodells

Individuelles Bedingungsmodell und Problemanalyse

Ein wesentlicher Bestandteil eines kognitiv-verhaltenstherapeutischen Vorgehens besteht in der Formulierung eines individuellen funktionalen Bedingungsmodells der Störung im Rahmen einer ausführlichen Problemanalyse. Dies dient dann als Grundlage für eine individuelle Therapieplanung. Die Formulierung des funktionalen Bedingungsmodells beinhaltet einerseits die Identifikation der ursprünglich auslösenden Bedingungen oder *Risikofaktoren,* die die Basis für die Genese der Störung gebildet haben und deren Veränderung im Verlauf der Störungsentwicklung. Sie umfasst aber auch die Identifikation der derzeitigen Steuerungsbedingungen, durch die das pathologische Essverhalten (restriktives Essverhalten, ggf. Essanfälle und kompensatorische Verhaltensweisen) ausgelöst und aufrechterhalten werden. Beides sollte zunächst getrennt voneinander betrachtet werden. In der Praxis dürfte die überwiegende Zahl der ursprünglich auslösenden Faktoren für die Aufrechterhaltung der Störung eher von geringer Bedeutung sein. Dies sollte aber im Einzelfall geprüft werden.

Mikroanalyse

Zunächst sollen die Patientinnen ein möglichst genaues Bild ihres aktuellen Essverhaltens bekommen und die spezifischen Auslöser für das Auftreten Nicht-Essen und/oder Diäthalten sowie ggf. von Heißhunger, Essanfällen, und kompensatorischen Verhaltenseisen identifizieren lernen (Mikroanalyse der Essstörung). Möglichkeiten zur Identifikation dieser Auslösebedingungen werden in Kapitel 4.4 genauer beschrieben.

Zu den ursprünglichen Auslösebedingungen für die Entstehung der Störung gehören von Geburt an bestehende Vulnerabilitäten (z. B. Frühgeburt, Geburtstraumen) bzw. familiäre Risikofaktoren (z. B. psychische Störungen der Eltern), Risikofaktoren in der frühen Kindheit, spezifische biografische Bedingungen und Belastungen sowie auslösende Faktoren im unmittelbaren Vorfeld der Erkrankung (vgl. Kapitel 2).

Funktionsanalyse

Aus der Zusammenschau der ursprünglichen und derzeitigen Steuerungsbedingungen der Essstörung können dann die wesentlichen aufrechterhaltenden Bedingungen sowie die übergeordnete Funktion der Essstörung gemeinsam mit der Patientin entwickelt werden (Funktionsanalyse). Ein Beispiel, das die wesentlichen Elemente der Bedingungs- und Funktionsanalyse einer Patientin mit bulimischer Anorexia nervosa auf den verschiedenen Ebenen zusammenfasst, ist in Tabelle 5 dargestellt.

Tabelle 5: Beispiel einer Bedingungs- und Funktionsanalyse bei einer Patientin mit bulimischer Anorexia nervosa

Genese: Risikofaktoren/prädisponierende Bedingungen/ besondere biografische Bedingungen und familiäre Belastungen	Bereits als Kind hohe Bedeutung von Figur und Gewicht durch Teilnahme am Leistungssport (Ballett); starkes Bemühen der Eltern, möglichst nicht unangenehm aufzufallen (negatives Elternmodell hinsichtlich spezifischer sozialer Fertigkeiten bzw. ungünstige Lernbedingungen für den Erwerb assertiver Kompetenzen); beide Elternteile zeigen impulsive Merkmale: Mutter leidet an bipolarer Störung, Vater hat(te) erhebliche Alkoholprobleme (mögliche biologische Vulnerabilität)
Genese: Unmittelbar auslösende Bedingungen	Beendigung des Leistungssportes, daran anschließend deutliche Gewichtszunahme; in der Folge massive Hänseleien durch Mitschüler wegen ihrer Figur; Versuch der Kompensation über kosmetische Operation (Fett absaugen); anschließend „Extremdiät"; Trennung und nachfolgende Scheidung der Eltern
Funktionsanalyse: Aufrechterhaltende Bedingungen	Restriktives Essverhalten bzw. chronisches Diäthalten; kompensatorische Maßnahmen im Anschluss an Essanfälle wirken kurzfristig negativ verstärkend, langfristig führen sie zur Zunahme körperlicher und psychischer Beschwerden sowie interpersoneller Probleme; generell verminderte Impulskontrollfähigkeiten fördern impulsive Verhaltensweisen zusätzlich; Selbstwertgefühl ist überwiegend auf Figur und Gewicht ausgerichtet, es gibt wenige alternative Bereiche der Selbstwertstabilisierung; mangelnde soziale Kompetenzen im Äußern und Durchsetzen eigener Bedürfnisse und im Umgang mit Konflikten wirken zusätzlich selbstwertschwächend
Funktionsanalyse: Zentrale Regeln und Pläne	• Enttäusche wichtige Personen (Eltern, Freunde) auf keinen Fall! • Verhindere, dass andere schlecht über dich denken können! • Vermeide Nähe (damit der andere deine „Schattenseiten" nicht entdeckt)! • Vermeide Alleinsein/Ruhe/Langeweile! • Nur wenn ich dünn bin, werden andere mich mögen oder respektieren.
Verhaltensexzesse	Impulsivität (Essverhalten, Trinkepisoden), Überaktivität
Verhaltensdefizite	Umgang mit reizarmen Phasen (Alleinsein, Ruhe), Entspannungsfähigkeit, Problemlösefertigkeiten, Konfliktfähigkeit
Verhaltensaktiva/ Ressourcen	Hohe Intelligenz, Introspektionsfähigkeit und schnelle Auffassungsgabe, Kontaktfreudigkeit bzw. Offenheit im Kontakt, Ausdauer und Hartnäckigkeit im Umgang mit selbstgesetzten Zielen

3.1.6 Motivationsabklärung und Motivierung

Motivierung als wesentlicher Bestandteil der Therapie

Aspekte der Motivation spielen in der Behandlung von Patientinnen mit Anorexia nervosa eine große Rolle, da diese Patientinnen in der Regel Veränderungen ihres Essverhaltens ambivalent gegenüberstehen. Daher stellen sowohl die Abklärung der Motivation wie auch Strategien zur Motivierung wesentliche Therapiebestandteile dar. Einige Punkte wurden bereits im Zusammenhang mit den Inhalten des Vorgesprächs und der Anamneseerhebung angesprochen. Als wichtige Grundvoraussetzung sei nochmals auf eine unterstützende therapeutische Haltung hingewiesen, die der Patientin signalisiert, dass ihre Ängste und Befürchtungen ernst genommen werden und ihr dadurch ermöglicht wird, offen und frei über diese zu berichten. Einige weitere Punkte sollen hier nochmals ausdrücklich erwähnt werden.

Eine Patientin zu einer Gewichtszunahme, Akzeptanz eines gesunden Gewichts und Veränderung ihres Essverhaltens zu motivieren, ist in der Regel nicht einfach. Aus unserer Sicht haben sich aber folgende Strategien als hilfreich erwiesen:

- Zunächst sollten die individuellen Ängste und Befürchtungen, die an eine Gewichtszunahme geknüpft sind, erfasst werden (z. B. „Ich werde nicht mehr aufhören können, zuzunehmen, und fett werden"; „Niemand wird mich mögen, wenn ich zunehme"). Gemeinsam mit der Patientin kann dann überlegt werden, wie realistisch derartige Befürchtungen sind.
- Bereits im Erstgespräch sollte die Patientin auf die Bedeutung der körperlichen und physiologischen Bedingungen, die für das Auftreten von Heißhunger, Essanfällen und Erbrechen mitverantwortlich sind, sowie die körperlichen, psychischen und sozialen Folgen von chronischem Diäthalten hingewiesen werden. Dazu können die wichtigsten empirischen Befunde zusammengefasst werden, vor allem auch, um die indizierte Gewichtszunahme zu begründen; eine ausführliche Darstellung und Diskussion findet später im Rahmen der Informationsvermittlung (vgl. Kapitel 4.3) statt.
- Motivierend für eine Gewichtszunahme und eine Veränderung des Essverhaltens kann der Hinweis auf die *individuell* vorliegenden Begleit- oder Folgeerscheinungen der Essstörung sein (z. B. ständige Beschäftigung mit Essen, depressive Stimmung, Stimmungsschwankungen, Konzentrationsstörungen, körperliche Veränderungen). Bei den meisten Patientinnen, die bereits seit längerer Zeit an einer Essstörung leiden, bestehen entsprechende Begleit- oder Folgeerscheinungen. Diese werden allerdings häufig als unterschiedlich belastend wahrgenommen. Es sollte nicht darum gehen, mit bestimmten Folgeschäden zu „drohen", sondern die Patientinnen sachlich über körperliche und psychische Symptome zu informieren, mit deren Veränderung ohne eine Gewichtsstabilisierung nicht zu rechnen ist.

Individuelle Folgen können bedeutsam für die Veränderungsmotivation sein

- Auch das Zurückdenken an Zeiten, in denen noch keine Essstörung bestand und der damalige Umgang mit dem (höheren!) Gewicht kann eine Hilfe für Patientinnen mit großen Ängsten vor einer Gewichtszunahme sein.
- Schließlich kann einer Patientin mit Untergewicht auch verdeutlicht werden, dass sie die Gewichtszunahme im Rahmen der Behandlung als einen Versuch, ein „Experiment" ansehen kann, anhand dessen sie überprüfen kann, ob es ihr langfristig in vielen Bereichen ihres Lebens besser geht. Die meisten Patientinnen sind sich durchaus bewusst, dass Zunehmen für sie schwieriger als Abnehmen ist.

Hat eine Patientin auch nach sorgfältiger Information und Vorbereitung auf die Behandlung immer noch große Vorbehalte (z. B. in Bezug auf eine notwendige Gewichtszunahme), so wird eine Phase der Motivierung erforderlich sein, in der es primär um diese Ängste und Befürchtungen geht, bevor konkrete Veränderungsschritte geplant werden können. Allerdings sollte die Therapeutin auch hier eine begrenzte Zeit für die weitere Motivierung (z. B. zwei bis drei Monate) festlegen und nicht über Monate mit der Patientin arbeiten, ohne dass konkrete Veränderungsschritte vereinbart, umgesetzt und überprüft werden.

Merke: Strategien zur Motivierung zu einer Gewichtszunahme

- Generell: Unterstützende therapeutische Grundhaltung und Akzeptanz der Ängste und Befürchtungen
- Konkrete Erfassung der individuellen Befürchtungen, die an eine Gewichtszunahme geknüpft sind; ggf. Korrektur der Befürchtungen
- Information: Hinweis auf physiologische Bedingungen, die zur Entstehung und Aufrechterhaltung von Heißhunger, Essanfällen und Erbrechen beitragen
- Besprechen der individuell vorliegenden Begleit- oder Folgeerscheinungen der Essstörung
- Bedeutsamkeit von Figur und Gewicht während früherer Zeiten ohne Essstörung
- Angebot, Gewichtszunahme als „Experiment" anzusehen

3.2 Hinweise zur Indikation

Die Frage der Indikationsstellung für eine psychotherapeutische Behandlung bei Patientinnen mit Anorexia nervosa lässt sich aus Mangel an klaren, empirisch abgesicherten Kriterien eher auf dem Hintergrund pragmatischer Überlegungen beantworten. Die im Kapitel 4 vorgestellten kognitiv-behavioralen Therapieelemente sind für die Anwendung bei Patientinnen mit restriktiver und bulimischer Anorexia nervosa und für den Einsatz im ambulanten wie stationären Rahmen gedacht. Allerdings stellt unseres Erachtens bei Patientinnen mit leichter ausgeprägten Symptomen ohne schwerwiegende komorbide Störungen ein ambulantes Vorgehen die Therapie der ersten Wahl dar, während bei Patientinnen mit ausgeprägtem Untergewicht ein stationäres Vorgehen als Therapie der ersten Wahl anzusehen ist.

Indikation zur stationären Behandlung

Nach den Experten-Empfehlungen (Deutsche Gesellschaft für Essstörungen [DGESS] et al., 2019) liegt bei der Anorexia nervosa in folgenden Fällen eine klare Indikation zur stationären Aufnahme vor:

Indikation zur stationären Behandlung bei Anorexia nervosa

- Verlust von mehr als 30 % des Ausgangsgewichts, vor allem bei rascher Gewichtsabnahme (innerhalb von drei Monaten oder weniger).
- Unterschreiten eines Gewichtes von BMI < 14 kg/m^2.
- Ausgeprägte körperliche Folgeerscheinungen, z. B. Elektrolytentgleisungen, Hypothermie, Hinweise auf ein erhöhtes kardiales Risiko, Niereninsuffizienz.
- Schwerwiegende Begleiterscheinungen, z. B. durch die Essstörung bedingte schlechte Stoffwechselkontrolle bei Diabetes mellitus.

Auf dem Hintergrund eigener Erfahrungen würden wir jedoch Patientinnen mit Anorexia nervosa bereits ab einem BMI ≤ 16 kg/m^2 eine stationäre Therapie mit anschließender ambulanter Weiterbehandlung empfehlen. Auch hoch motivierte Patientinnen mit deutlichem Untergewicht sind im ambulanten Setting mit ein bis zwei Therapiestunden pro Woche in der Regel damit überfordert, die notwendigen Veränderungsschritte in den Bereichen Essverhalten und Gewicht konsequent umzusetzen.

Vereinbarungen im Rahmen ambulanter Behandlung

Da es nicht selten vorkommt, dass Patientinnen mit Anorexia nervosa sich in ambulante Behandlung begeben, ohne zunächst von der Notwendigkeit einer stationären Therapie überzeugt zu sein, kann es trotzdem sinnvoll sein, in einem ersten Schritt auch eine ambulante Therapie einzuleiten. In diesem Fall sollte die Therapeutin aber – falls sie die Therapie überhaupt übernimmt – klarstellen, dass dies nur ein Therapieversuch sein kann, der an die folgenden Vereinbarungen gebunden ist:

Vereinbarungen bei ambulanter Behandlung deutlich untergewichtiger Patientinnen

- Die Behandlung wird nur begonnen, wenn eine Mitbehandlung durch eine Fachärztin bzw. einen Facharzt für Innere Medizin oder Allgemeinmedizin gegeben ist und diese den ambulanten Behandlungsversuch unterstützen.

- Obligate Therapieziele:
  - Kontinuierliche Gewichtszunahme von mindestens 500 g/Woche und regelmäßige Kontrolle durch die Fachärztin bzw. den Facharzt.
  - Aufgabe des restriktiven Essverhaltens, Einhaltung einer regelmäßigen Mahlzeitenstruktur und kontinuierlicher Einbezug von bisher vermiedenen Lebensmitteln.
- Als Mindestnormalgewicht (Zielgewicht) wird ein BMI von 20 kg/m^2 festgelegt.
- Bei weiterer Gewichtsabnahme oder Stagnation der Gewichtszunahme wird die Therapie unterbrochen und eine stationäre Behandlung in die Wege geleitet.
- Zunächst werden 12 bis max. 24 Therapiestunden vereinbart. Spätestens danach sollte geprüft werden, ob die vereinbarten Therapieziele im ambulanten Bereich erreichbar sind.

Gefahr therapieinduzierter Chronifizierung

Entschließt sich die Therapeutin zu einem solchen Vorgehen, so sollte sie unbedingt deutlich machen, dass sie die Therapie im ambulanten Bereich nur dann fortsetzen wird, wenn klare, objektivierbare Veränderungen im Sinne der oben genannten Therapieziele erkennbar sind. Wird dies versäumt, besteht die Gefahr, durch das therapeutische Vorgehen indirekt zu einer Chronifizierung der Symptomatik beizutragen. Daher sollte man sich bei jedem ambulanten Therapieversuch bei Patientinnen mit Anorexia nervosa immer im Klaren darüber sein, dass man dadurch unter Umständen die Patientin (und/oder auch die Angehörigen) in ihrer Wahrnehmung unterstützt, dass es sich um eine nicht ganz so schwerwiegende Symptomatik handelt oder dass sich nichts verändert, obwohl die Patientin jede Woche zur Therapie geht. Aufgrund dieser Überlegung kann es in manchen Fällen verantwortungsbewusster sein, eine ambulante Behandlung nicht zu beginnen oder zu unterbrechen und der Patientin die Möglichkeit einer stationären Intervention zu unterbreiten, selbst wenn die Patientin sich im Moment nicht dazu entschließen kann. Die Frage einer Zwangseinweisung stellt sich vor allem dann, wenn der Krankheitsprozess so weit fortgeschritten ist, dass eine akute Gefährdung der Patientin vorliegt, die aber von ihr geleugnet wird.

Im stationären Rahmen (vgl. Kapitel 5.1) lassen sich zumindest kurzfristig gute Therapieerfolge erzielen. Eine ambulante Nachbehandlung ist nach jedem stationären Aufenthalt zwingend notwendig, da nach der Entlassung die strukturierende Hilfestellung der stationären Rahmenbedingungen wegfällt, und die Patientinnen mit dem Wegfall dieser Strukturen Gefahr laufen, relativ schnell wieder rückfällig zu werden.

Die Möglichkeiten im Rahmen einer stationären Behandlung (bei Erwachsenen meist 6 bis 12 Wochen) Therapieerfolge zu erzielen, sollten stets realistisch eingeschätzt werden. Die Zielsetzung einer stationären Behandlung kann nicht die vollständige Heilung sein, sondern sollte die Befähigung zur Weiterbehandlung im ambulanten Rahmen sein. Auch muss darauf hingewiesen werden, dass die Mehrzahl der Patientinnen aufgrund der begrenzten Behandlungsdauer im Rahmen einer stationären Behandlung nicht das prämorbide Gewicht wiedererlangen wird. Schwerpunkte einer stationären Behandlung sollten immer die Normalisierung des Essverhaltens und eine Gewichtsrestitution sein. Oft ist es notwendig, bestimmte der Essstörung zugrunde liegende Problembereiche aus der stationären Behandlung auszuklammern und auf die ambulante Weiterbehandlung zu verweisen. Es besteht sonst die Gefahr, dass an zu vielen Problemen gleichzeitig gearbeitet und die möglichen Veränderungen im Essverhalten vernachlässigt werden. Eine weitere Gefahr besteht darin, dass durch den Versuch der Bearbeitung aller Probleme Patientin und Therapeutin überfordert sind. Die Patientin kann dann – fälschlicherweise – in einer Haltung unterstützt werden, die eine Besserung der Kernsymptomatik ihrer Essstörung nur für möglich hält, wenn gleichzeitig auch alle anderen Problembereiche behandelt werden.

Grenzen stationärer Behandlung

4 Behandlung

4.1 Ziele und Behandlungsschwerpunkte

Ziele und Standard-elemente

Nachfolgend werden die Ziele, Schwerpunkte und Behandlungselemente einer psychologischen (kognitiv-verhaltenstherapeutischen) Intervention bei Anorexia nervosa beschrieben. Diese sind mit den jeweils dazugehörigen Behandlungselementen in Tabelle 6 im Überblick dargestellt. Weitere, ausführliche Hinweise und Empfehlungen zur stationären, ambulanten und tagesklinischen Behandlung der Anorexia nervosa finden sich auch im Rahmen der von verschiedenen Fachgesellschaften herausgegebenen S3-Leitlinie für Essstörungen (vgl. Deutsche Gesellschaft für Essstörungen [DGESS] et al., 2019).

Tabelle 6: Behandlungsziele und -elemente

Behandlungsziel	Behandlungselemente
Normalisierung von Essverhalten und Gewicht	• Problemanalyse: Identifikation auslösender und aufrechterhaltender Bedingungen für gestörtes Essverhalten (Selbstbeobachtung) • Anamnestische Gewichtskurve • Normalisierung des Essverhaltens und Gewichtsrestitution • Abbau der „Schwarzen Liste“ • Ggf. Umgang mit Heißhunger, Essanfällen und kompensatorischen Verhaltensweisen • Ggf. Stimuluskontrolle und Reaktionsverhinderung

Tabelle 6: Fortsetzung

Behandlungsziel	Behandlungselemente
Bearbeitung der zugrunde liegenden Problembereiche	• Problemanalyse • Zielorientierte Problembereichsbearbeitung • Kognitive Techniken • Andere spezifische Techniken, z. B. soziales Kompetenztraining, Einbezug von Familie und/oder Partner
Verbesserung der Körperwahrnehmung und -akzeptanz	• Körperübungen, Körpererfahrung • Konfrontation und Verhaltensexperimente • Kognitive Techniken

Die wesentlichen Elemente dieses Vorgehens stellen sowohl aus wissenschaftlicher als auch praktischer Sicht Standardelemente der Behandlung dar. Es kann davon ausgegangen werden, dass sie zum überwiegenden Teil sowohl für die restriktive und bulimische Form der Anorexia nervosa als auch für atypische Formen Gültigkeit haben.

Manualgestützte Behandlung

Zur transdiagnostischen Behandlung von Essstörungen liegen inzwischen mehrere Therapiemanuale vor, die detaillierte Angaben zum genauen Vorgehen bzw. der Abfolge einzelner Behandlungselemente machen (Fairburn, 2011; Jacobi, Thiel & Beintner, 2016). Die manualisierte Form der Therapiedurchführung stellt vor allem für Therapeutinnen, die mit den Störungsbildern und deren Behandlung wenig vertraut sind, eine Hilfe in der Durchführung und Einhaltung der wesentlichen, gut erprobten Behandlungselemente dar.

Im ambulanten Rahmen wird aber in der Regel ein standardisiertes Vorgehen über 24 Sitzungen (wie im Rahmen einer Kurzzeittherapie) den individuellen Problembereichen der Patientinnen nicht ausreichend gerecht. Wir beschreiben hier die wesentlichen störungsspezifischen Therapieelemente (Motivationsklärung und -förderung, Arbeit am Essverhalten, Arbeit am Körperbild), die Bestandteil eines individuell angepassten, flexibleren Vorgehens unter Einbeziehung weiterer störungsübergreifender Interventionstechniken (z. B. kognitive Umstrukturierung, Training sozialer Kompetenzen, Training emotionaler Kompetenzen, Problemlösetraining, Entspannungstraining) sein können.

4.2 Vermittlung des Therapierationales

Im Zentrum kognitiv-verhaltenstherapeutischer Behandlungsansätze von Essstörungen stehen die Veränderung eines chronisch gezügelten Essverhaltens und eines – auf dem Hintergrund einer übermäßigen Bedeutsamkeit von

Figur und Gewicht und eines niedrigen Selbstwertgefühls – verzerrten Gewichts- bzw. Schlankheitsideals. Chronisches Diäthalten, Untergewicht bzw. ein für die betreffende Person unrealistisch niedriges Gewicht dienen dazu, das niedrige oder labile Selbstwertgefühl und die damit zusammenhängenden Problembereiche und Defizite zu kompensieren. Gleichzeitig begünstigen Nahrungsrestriktion und zu niedriges Gewicht aber bei einer Teilgruppe der Patientinnen mit Anorexia nervosa i.S. einer körperlichen Gegenregulationsmaßnahme das Auftreten von Heißhunger und Essanfällen und den nachfolgenden kompensatorischen Maßnahmen.

Heißhunger, Essanfälle und Erbrechen können über die körperliche Gegenregulation hinaus aber auch durch andere Faktoren aufrechterhalten werden, die im Einzelfall zu erfassen sind. Oftmals haben die Essanfälle eine spannungsregulierende Funktion. Sie können z.B. der Regulierung unangenehmer Gefühlszustände wie z.B. Angst, Frustration, Wut, Enttäuschung oder Traurigkeit dienen, während den Patientinnen keine angemesseneren Fertigkeiten bzw. alternativen Konfliktlösungsmöglichkeiten zur Verfügung stehen.

Therapierationale

Die Psychotherapie soll den Kreislauf von verzerrtem Gewichtsideal, restriktivem Essverhalten, defizitärem Selbstwertgefühl bzw. mangelnden alternativen Konfliktbewältigungsstrategien durchbrechen, indem sie das Essverhalten normalisiert, verzerrte Einstellungen zu Körper und Gewicht systematisch infrage stellt, Auslöser, Hintergründe und die Funktion des gestörten Essverhaltens aufdeckt und darauf aufbauend neue Fertigkeiten und Bewältigungsstrategien vermittelt. Dadurch soll mittelfristig die übermäßige Abhängigkeit des Selbstwertgefühls von Figur und Gewicht reduziert werden.

In der Regel ist der Ausgangspunkt das problematische (Symptom)-Verhalten, also in diesem Fall das gestörte Essverhalten. Der inhaltliche Schwerpunkt kann sich im Einzelfall oder im Verlauf der Behandlung aber verlagern, die Reihenfolge und Bedeutung der Therapieelemente kann demzufolge unterschiedlich sein. Grundsätzlich ist aber darauf hinzuweisen, dass eine ausreichende Energiezufuhr das Fundament ist, auf dem alle anderen therapeutischen Bemühungen aufbauen. Ist sie nicht gegeben, ist es nicht zielführend, zugrunde liegende Problembereiche zu bearbeiten.

4.3 Informationsvermittlung/ Psychoedukation

Psychoedukative Aspekte

Neben der Vermittlung des Therapierationales sollten die Patientinnen möglichst zu Beginn der Behandlung über die nachfolgend aufgeführten Punkte informiert werden:

1. Diäthalten, Essstörungen, Hunger und Sättigung
2. Die Bedeutung eines bestimmten gesunden Körpergewichts
3. Körperliche und psychische Folgen von Essstörungen
4. Die Wirksamkeit von Erbrechen und Abführmitteln zur Gewichtsreduktion
5. Soziokulturelle Einflüsse, Umgang mit dem Schönheitsideal der Medien

Diese können gerade in der Anfangsphase der Behandlung auch zur Motivierung der Patientin genutzt werden. Mögliche Fragen und Konsequenzen sollten dann ausführlich mit der Therapeutin diskutiert werden. Die einzelnen Punkte werden nachfolgend genauer beschrieben. Für detailliertere Zusammenfassungen in Form von Patientenmaterialien wird auf Jacobi et al. (2016) verwiesen.

4.3.1 Zusammenhänge zwischen Hungern und Symptomen der Essstörung

Ständige, lang anhaltende Diätversuche und Gewichtsverluste scheinen auch bei Menschen mit ursprünglich völlig unauffälligem Essverhalten das Auftreten von Symptomen analog zu bulimischen und anorektischen Verhaltensweisen zu begünstigen. Dies belegt eindrucksvoll eine ältere, als *Minnesota-Study* bekannt gewordene Arbeit von Keys et al. (1950), die in Kapitel 2.1.1 (vgl. Abschnitt zu Diäthalten) bereits ausführlicher dargestellt wurde.

Es gibt inzwischen eine Reihe von Befunden, die für eine klare körperliche Mitbedingtheit beim Auftreten von Heißhunger und Essanfällen sprechen (Butryn, Juarascio, & Lowe, 2011).

Konzept „Set-Point“

Bei dem überwiegenden Teil von Patientinnen mit bulimischer Anorexia nervosa geht dem erstmaligen Auftreten von Heißhunger und Essanfällen eine länger dauernde Diätperiode, oft begleitet von deutlichem Gewichtsverlust, voraus. Daher ist das Vermitteln der Zusammenhänge zwischen Diäthalten, Heißhunger und Essanfällen ein zentraler Bestandteil der Therapie. Eine weitere Schlussfolgerung aus der „Minnesota“-Studie betrifft das Konzept des „Set-point“ (Nisbett, 1972) bzw. „regulated weight“ als ein natürlichermaßen vom Körper vorprogrammiertes individuelles Gewicht. Zwar aus wissenschaftlicher Sicht nicht unumstritten, ist dieses Konzept zumindest heuristisch gut in der Therapie nutzbar. Das Körpergewicht scheint demnach nicht beliebig veränderbar zu sein; der Körper reagiert auf Veränderungen bei der Energiezufuhr unter anderem auch mit entsprechenden metabolischen Veränderungen.

Berücksichtigt man weiterhin die Befunde zum Zusammenhang zwischen Serotonin und Essverhalten und zur Nahrungszusammensetzung und Veränderungen im serotonergen System, so ergeben sich daraus neben dem besseren Verständnis der Störung auch entscheidende therapeutische Schlussfolgerungen, bezogen auf die Veränderung des Essverhaltens. Durch das Vermitteln dieser psychobiologischen Zusammenhänge als Bestandteil der Therapie sollen den Patientinnen die notwendigen Verhaltensänderungen erleichtert werden.

Patientinnen mit Anorexia nervosa und starkem Untergewicht sind hinsichtlich der Vielfalt an Nahrungsmitteln, die sie sich zugestehen, sehr eingeschränkt. In Extremfällen ernähren sie sich tagein, tagaus von den gleichen Lebensmitteln, die auf zwei Obst- und Gemüsesorten und vielleicht etwas Müsli beschränkt sein können. Dadurch gelingt es ihnen am besten, ihr überstarkes Kontrollbedürfnis hinsichtlich der Gewichtsregulierung, der aufgenommenen Nährstoffe und der Beschränkung der Kalorienanzahl zu befriedigen. Es ist daher nicht zu erwarten, dass sie innerhalb kurzer Zeit ihre restriktive Nahrungsaufnahme vollständig aufgeben. Zu Beginn der Gewichtszunahme sollte daher primär auf eine Steigerung der aufgenommenen Energie geachtet werden und erst in einem zweiten Schritt die Ausweitung der Nahrungsmittelvielfalt angestrebt werden (vgl. Kapitel 4.5.4).

Besonderheiten bei Patientinnen mit bulimischer Anorexia nervosa

Um den Teufelskreislauf von Heißhunger, Essanfällen und kompensatorischen Verhaltensweisen zu durchbrechen, ist es wichtig, dass Patientinnen auch dann, wenn solche Verhaltensweisen aufgetreten sind, die nächste geplante Mahlzeit im Rahmen ihres Essenplans zu sich nehmen und versuchen, im Anschluss auf kompensatorische Verhaltensweisen zu verzichten. Hierfür kann ein Therapievertrag hilfreich sein. Nur durch ein geregeltes Essverhalten wird es den Patientinnen gelingen, langfristig die primär physiologisch bedingten Essanfälle zu reduzieren. Wenn sich Patientinnen an diese Vorgabe halten, erleben sie auch nicht selten, dass sich dadurch die Häufigkeit der Essanfälle reduziert und sich trotz der kontinuierlichen Nahrungsaufnahme keine Gewichtszunahme einstellt. Durch diese Erfahrung kann die Angst vor dem Kontrollverlust beim Essen und hinsichtlich der Gewichtszunahme deutlich reduziert werden.

4.3.2 Die Bedeutung eines bestimmten Körpergewichts

Eine weitere, notwendige therapeutische Schlussfolgerung betrifft die Bedeutung eines bestimmten Körpergewichts bzw. die Notwendigkeit des Erreichens eines gesunden Gewichtsbereichs („Zielgewicht"). Hat eine Patientin deutliches Untergewicht oder bleibt sie dauerhaft unter ihrem individuell vermuteten „Set-Point"-Gewicht, so ist nach den dargestellten Befunden auch bei therapeutisch erarbeiteter Einsicht in die der Essstörung zugrunde liegenden Probleme nicht damit zu rechnen, dass sich viele der Kernsymptome der Anorexia nervosa bzw. deren Folgeerscheinungen bessern und langfristig stabilisieren. Das Erreichen eines gesunden Gewichts ist somit eine Grundvoraussetzung für einen langfristigen Therapieerfolg.

Indikatoren für das Zielgewicht

Generell besteht kein eindeutiges medizinisch begründbares Kriterium für die Festlegung des Zielgewichts. Der beste Prädiktor für das Zielgewicht ist das prämorbide Gewicht, das eine Patientin nach Abschluss der Wachstumsperiode und vor Ausbruch der Essstörung über längere Zeit hatte. Die Patientin sollte in dieser Zeit keine Schwierigkeiten mit Essen und Gewicht gehabt haben. Bei Patientinnen, deren Essstörung vor Abschluss des Wachstums begonnen hat, können während der Vorsorgeuntersuchungen in der Kindheit erhobene Daten zur Entwicklung von Größe und Gewicht herangezogen werden, die im Kinderuntersuchungsheft („Gelbes Heft") dokumentiert sind. Mithilfe von BMI-Altersperzentilkurven lässt sich feststellen, in welchem Bereich eine Patientin vor der Erkrankung gewachsen ist. Kinder und Jugendliche mit Anorexia nervosa fallen typischerweise mit Erkrankungsbeginn auf einen niedrigeren Perzentilbereich ab und sollten in ihren prämorbiden Perzentilbereich zurückkehren.

Falls es in der Vorgeschichte keine Anhaltspunkte für das prämorbide Gewicht gibt, kann hilfsweise zunächst ein Body Mass Index (BMI) von mindestens 20 kg/m^2 als Zielgewicht festgesetzt werden, da dieser die untere Grenze des Normalgewichtsbereichs (BMI 20 bis 25 kg/m^2) darstellt. Für Patientinnen zwischen 15 und 16 Jahren wird ein BMI-Wert über 18,5 kg/m^2 als angemessen erachtet.

Es muss beachtet werden, dass das vereinbarte Zielgewicht nicht zwingend das individuelle biologisch „sinnvolle" Gewicht ist, sondern immer nur eine Ausgangsbasis darstellt, auf der ein geregeltes Essverhalten erprobt werden muss. Sollte eine Patientin auch nach Erreichen ihres Zielgewichts (nach den genannten Kriterien) und längerer Therapiephase nicht in der Lage sein, ihr Essverhalten zu normalisieren, so muss immer auch daran gedacht werden, dass das festgelegte Zielgewicht möglicherweise noch zu niedrig festgelegt ist.

4.3.3 Folgeschäden im Zusammenhang mit Essstörungen

Untersuchungen an gesunden Menschen belegen die vielfältigen, körperlichen und psychischen Folgeerscheinungen im Zusammenhang mit chronischer Nahrungsrestriktion (Keys et al., 1950), die auch typische Symptome bei Anorexia nervosa sind. Die Patientinnen werden über die am häufigsten vorkommenden Symptome informiert und darauf hingewiesen, dass der größte Teil der Symptome mit der Normalisierung von Gewicht und Essverhalten verschwindet (vgl. „Informationen zu medizinischen Komplikationen und Folgeschäden bei Anorexia nervosa" im Anhang, S. 109).

Körperliche Folgeschäden

Zu den häufigsten körperlichen Folgeschäden zählen Menstruations- und Fertilitätsstörungen bzw. Amenorrhoe, Kreislaufstörungen, Kopfschmerzen, Müdigkeit, Sodbrennen, Störungen des Elektrolythaushaltes sowie daraus resultierende Probleme, Parästhesien, Herzrhythmusstörungen, Zahnschäden, Vergrößerung der Ohrspeicheldrüsen, Störungen des Knochenstoffwechsels etc. Durch die Einnahme von Appetitzüglern, Abführmitteln und Diuretika können die bereits bestehenden Symptome teilweise noch verschlimmert werden.

Psychische Folgeerscheinungen

Typische psychische Begleit- und Folgeerscheinungen sind Konzentrationsstörungen, depressive Stimmung bzw. häufige Stimmungsschwankungen, erhöhte Reizbarkeit, Angst, innere Unruhe, sozialer Rückzug, Interessenverlust und ständige gedankliche Beschäftigung mit Essen. Beispielhafte Formulierungen zum Gespräch mit Patientinnen über medizinische Folgeschäden bei Anorexia nervosa können sein:

- Wenn ein Mensch versucht, mithilfe einer Diät abzunehmen, reagiert der Körper mit einer Art „Gegenregulation". Der Stoffwechsel verändert sich und versucht, Energie zu sparen. Die Schilddrüse und das sympathische Nervensystem verringern Körpertemperatur und Blutdruck und verlangsamen den Herzschlag. So kann es zu kalten Händen und Füßen bis hin zu schweren Durchblutungsstörungen kommen.
- Durch die Gewichtsabnahme und das unausgewogene Essen entsteht ein Mangel an wichtigen Salzen (Elektrolyten) wie etwa Kalium, Natrium oder Magnesium. Erbrechen und die Einnahme von Abführmitteln verstärken dieses Defizit und führen außerdem zu Entgleisungen des Säuregehaltes im Blut. Dadurch kommt es zu EKG-Veränderungen und zu Herzrhythmusstörungen, die in extremen Fällen lebensgefährlich sein können.
- Die unausgewogene Ernährung enthält meist nicht nur zu wenig Energie, sondern führt oft auch zu einem Mangel an Vitaminen, Mineralstoffen und anderen wichtigen Nahrungsbestandteilen. So entwickeln sich Mangelzustände mit Blutarmut, Schädigungen der Nerven und körperliche Erschöpfungszustände. Die Haut wird trocken und spröde und die Haare fallen aus.
- Die Nieren können bei länger bestehenden Essstörungen mit Elektrolytstörungen schwer geschädigt werden. In seltenen Fällen können Patienten deshalb später lebenslang auf eine regelmäßige künstliche Blutwäsche (Dialyse) angewiesen sein.

- Der Körper reagiert auf eine Gewichtsabnahme mit ausgeprägten Hormonstörungen. Die Veränderungen der Sexualhormone führen zu Unregelmäßigkeiten des Menstruationszyklus. Unterhalb einer bestimmten Gewichtsgrenze bleibt die Menstruation schließlich ganz aus (Amenorrhoe). Nicht nur Frauen, auch Männer verlieren das Interesse und die Freude an Sexualität.
- Häufig entsteht auch ein Vitamin-D-Mangel. Zusammen mit der Nierenfunktionsstörung und dem verringerten Sexualhormonspiegel kommt es dann zu Knochenstoffwechselstörungen. Dadurch können schwerwiegende, unter Umständen lebenslang andauernde Knochenveränderungen (z.B. Osteoporose) entstehen.
- Beim Erbrechen wird durch Speiseröhre und Mund mit dem Speisebrei aus dem Magen auch viel Magensäure ausgeschieden. Diese Säure verätzt die empfindliche Schleimhaut der Speiseröhre. So kommt es zur so genannten Refluxkrankheit mit Sodbrennen und Entzündungen. In seltenen Fällen entstehen Geschwüre, die bluten und zu lebensbedrohlichen Komplikationen führen können. Die Magensäure zerstört auch die Zähne und verätzt die Speicheldrüsen, wodurch es zu Schwellungen der Wangen kommen kann, sogenannten „Hamsterbacken".
- Auch das Gehirn wird bei zu starker Gewichtsabnahme angegriffen. Durch den Energiemangel schrumpft das Gehirn, es kommt zu einer sogenannten Hirnatrophie. Das Gleichgewicht der Botenstoffe (Neurotransmitter) wird gestört, was die Entstehung von schweren Depressionen fördert.

4.3.4 Die Wirksamkeit von Erbrechen und Abführmitteln zur Gewichtsreduktion

Viele Patientinnen glauben, dass sie durch Erbrechen und die Einnahme von Abführmitteln eine Gewichtszunahme verhindern können. Häufig ist ihnen dabei nicht klar, dass auch trotz Erbrechen offensichtlich ein beträchtlicher Teil der Energie absorbiert wird. Hinzu kommt, dass das stark gezügelte Essverhalten der Patientinnen mit einer verringerten Stoffwechselaktivität einhergeht. Außerdem werden sie infolge des Erbrechens schneller wieder hungrig und provozieren damit physiologisch bedingten Heißhunger und Essanfälle.

Viele Patientinnen und Therapeuten sind auch nicht informiert über die (geringfügige) Wirkung von Abführmitteln auf die Energieresorption und damit auf die Gewichtsreduktion. Selbst bei Einnahme extrem großer Mengen von

Abführmitteln (z. B. 50 Stück täglich) war einer Untersuchung zufolge die Wirkung auf den Energiestoffwechsel nur minimal.

Umgang mit Abführmittelmissbrauch

Patientinnen, die bislang regelmäßig Abführmittel eingenommen haben, sollte empfohlen werden, diese abzusetzen. Das Absetzen sollte, insbesondere nach regelmäßiger Einnahme, schrittweise erfolgen. Bei chronischem Abführmittelmissbrauch oder bei regelmäßiger Überschreitung der empfohlenen Tageshöchstdosis sollte in jedem Fall ein Arzt hinzugezogen werden. Bei längerer Einnahme können körperliche Beschwerden auftreten (Verstopfung, Bauchschmerzen, vermehrte Blähungen, Krämpfe, vorübergehende Gewichtszunahme infolge Dehydration), die sich aber nach 10 bis 14 Tagen normalisieren sollten. Zur Behandlung von Verstopfung sollten natürliche Methoden (z. B. ballaststoffreiche Nahrung, ggf. moderate Bewegung) empfohlen werden.

4.3.5 Soziokulturelle Einflüsse – das Schlankheitsideal der Medien

Die Bedeutung des kulturell vorherrschenden Schlankheitsideals für die Entstehung und Aufrechterhaltung von Essstörungen ist in Kapitel 2 bereits dargestellt worden. Inwieweit eine Auseinandersetzung damit für die einzelne Patientin wichtig und notwendig ist, variiert sicherlich relativ stark, ebenso, inwieweit das Aufmerksamwerden auf diese Zusammenhänge im Einzelfall zu Veränderungen beitragen kann. Manche Patientinnen orientieren sich sehr stark an bestimmten Personen, die in den (sozialen) Medien als typische Beispiele des vorherrschenden Schlankheitsideals präsentiert werden und unter diesem Gesichtspunkt vermarktet werden (z. B. Models, Schaupielerinnen, Sängerinnen, Tänzerinnen, „Influencerinnen“). Für andere haben diese konkreten „Vorbilder“ eine eher geringere Bedeutung. Vor allem bei adoleszenten jungen Frauen muss damit gerechnet werden, dass die Orientierung an dem von den Medien verbreiteten Schönheits- und Schlankheitsideal besonders groß ist und im Vergleich mit Gleichaltrigen eine größere Rolle spielt.

Soziokulturelle Einflüsse und soziale Medien

Angemerkt werden soll hier aber, dass es in der Regel wenig zielführend ist, mit Patientinnen darüber zu diskutieren, was sie als schön empfinden. Vielmehr kann es hilfreich sein, gegenüberzustellen, mit welchen Kosten es für die einzelne Patientin verbunden ist, einem bestimmten Schönheits- und Schlankheitsideal zu entsprechen und welchen Nutzen sie davon hat. In diesem Zusammenhang kann auch aufgezeigt werden, welchen Nutzen andere (z. B. Kosmetikindustrie, Diätindustrie) davon haben, dass Frauen sich in ihrem Körper unwohl fühlen. In vielen Fällen kann es außerdem angezeigt sein, den Patientinnen Medienkompetenz zu vermitteln, um ihnen eine realistischere Beurteilung digital manipulierter (Vor-)Bilder zu ermöglichen.

Medienkompetenz

4.4 Problemanalyse: Identifikation auslösender und aufrechterhaltender Bedingungen für gestörtes Essverhalten

Selbstbeobachtung des problematischen Essverhaltens

Den Beginn der Problemanalyse bilden üblicherweise die genaue Beschreibung und Identifikation der auslösenden und aufrechterhaltenden Bedingungen des problematischen Verhaltens. Die Auslöser beinhalten sowohl innere (Gedanken, Gefühle, Erwartungen bzw. körperliche Zustände) wie auch äußere (Anblick von Nahrungsmitteln etc.) Auslösesituationen. Als Hilfe dienen Selbstbeobachtungsprotokolle. Hier notieren die Patientinnen täglich die konsumierte Nahrung, Hunger und Sättigung und das Auftreten von Heißhunger, Essanfällen und kompensatorischen Verhaltensweisen. Beobachtet werden außerdem vorauslaufende, begleitende und nachfolgende Aktivitäten, Ereignisse, Gedanken und Gefühle im Zusammenhang mit dem Essverhalten (vgl. das Beispiel in Abbildung 4 sowie das Selbstbeobachtungsprotokoll inkl. Anleitung im Anhang auf S. 55/113).

Nachdem die Patientinnen die Protokolle über einige Zeit (z.B. vier Wochen) ausgefüllt haben, können sie versuchen, die wichtigsten und häufigsten Auslöser für restriktives Essen, das Auslassen von Mahlzeiten, Essanfälle und kompensatorische Verhaltensweisen zusammenzufassen (vgl. Abbildung 4).

Funktionalität der AN

Im weiteren Verlauf der Behandlung können die Selbstbeobachtungsprotokolle über das Erkennen der wesentlichen aufrechterhaltenden Bedingungen der Störung auch zum Erkennen der individuell bestehenden Konflikte bzw. Problembereiche und damit der übergeordneten Funktionalität der Essstörung hilfreich sein (vgl. Abbildung 5). Hierfür eignet sich vor allem die Spalte, in der die Patientinnen ihre Gefühle und Erwartungen niederschreiben. Generell kann die Art und Weise, in der die Selbstbeobachtungsprotokolle ausgefüllt werden, auch oft wichtige Hinweise auf die Motivation bezüglich Veränderungen oder die Introspektionsfähigkeit geben. Mit zunehmender Veränderung im Sinne von Besserung der Symptomatik haben die Protokolle dann vor allem die Funktion, noch bestehende kritische Situationen („Rückfallsituationen“) zu identifizieren und hierfür Alternativverhalten zu planen. Nach der Identifikation der Auslösebedingungen anhand der Selbstbeobachtungsprotokolle können dann gezielt kurz- und langfristige Alternativmöglichkeiten für die beobachteten kritischen Situationen erarbeitet werden.

Selbstbeobachtungsprotokoll

Name: Sarah M. Datum: 20.05.2020

Zeit	Situation (Ort, Aktivität)	Hunger (%)*	Nahrung	Sättigung (%)*	HA	E	LAX/ DIU	Gedanken, Gefühle, Empfindungen
7:00 Uhr	Alleine zu Hause, Frühstück	0	1 EL Müsli, 1 EL Magerquark, 1 TL Leinsamen, 1 TL Cornflakes, 30 g Apfel, ½ Aprikose, 2 T. Tee, 2 Bonbons, 1 Kiwi, 200 ml Saft;		–	–	–	Schlecht geschlafen, überhaupt keinen Hunger, frühstücke trotzdem; mein Bauch ist so dick!
8:30 Uhr	Zu Hause		5 Gummibärchen		–	–	–	Schon wieder die Kontrolle verloren!
10:00 Uhr	Zu Hause			150	–	–	–	Essen ist anstrengend.
12:30 Uhr	Zu Hause mit Mama	0	2 Kartoffeln, 3 Stück Brokkoli, eine Ecke gedünstetes Fischfilet, 2 Stück Karotten, 1 TL Senfsauce, 1 EL Tomatensalat;	100	–	–	–	Hoffentlich gibt es nicht wieder Streit! Ich habe viel zu viel gegessen, hoffentlich werde ich jetzt nicht total fett!
13:30 Uhr	In der Stadt, Einkaufsbummel		1 Bonbon		–	–	–	Vielleicht mal eine neue Hose kaufen? Oh, je, der Blick in den Spiegel reicht mir schon.
15:00 Uhr	Zu Hause, müde	10	100 g Magerjoghurt;		–	–	–	War das jetzt richtig?
16:05 Uhr			2 Vollkornkekse, ½ Apfel;		–	–	–	Ganz schön fettig ...
17:00 Uhr					–	–	–	Ich esse immer nur; der Tag ist so anstrengend.
18:05 Uhr	Zu Hause		60 g Brot, 20 g Käse, ¼ Tomate, 2 Scheiben Salatgurke, Silberzwiebel, 1 TL Ketchup, 2 Weintrauben	100	–	–	–	Nach 18 Stunden will ich eigentlich nichts mehr essen; ich habe den ganzen Tag nur gegessen, wo soll das nur hinführen? Total schlechtes Gewissen!

* Bitte geben Sie Ihr Hunger- und Sättigungsgefühl in % an: 0 % = minimaler Hunger/Sättigung; 100 % = maximaler Hunger/Sättigung; HA = Heißhungeranfall, E = Erbrechen, LAX = Abführmitteleinnahme, DIU = Diuretika (Entwässerungstabletten)

Abbildung 4: Selbstbeobachtungsprotokoll einer untergewichtigen Patientin

Typische Auslösebedingungen für Essanfälle, Erbrechen und/oder Abführmitteleinnahme

Notieren Sie nachfolgend, welches für Sie persönlich „typische" Auslöser für das Auftreten von Essanfällen und Erbrechen oder Abführmitteleinnahme sind. Unterscheiden Sie „äußere" Auslösebedingungen (z. B. der Anblick von Essen, der Anblick des Bäckerladens) und „innere" Auslösebedingungen (bestimmte Gefühle wie z. B. Enttäuschung, Wut, Ärger über eine Situation oder Person, aber auch körperliche Zustände wie Hunger). Versuchen Sie, Gemeinsamkeiten zwischen den Situationen zu finden, z. B. Zusammenhänge zwischen Heißhunger, Essanfällen und bestimmten Gefühlen (z. B. Einsamkeit, Enttäuschung), Zusammenhänge zwischen Heißhunger, Essanfällen und bestimmten Personen oder Situationen (z. B. wenn Sie Ihre Meinung gegenüber anderen vertreten müssen, eigene Bedürfnisse ausdrücken wollen) oder Zusammenhänge mit körperlichen Zuständen (nicht genügend gegessen, Erschöpfung).

Typische äußere Auslösebedingungen:

- Zu Hause allein, unausgefüllte Zeit, müsste eigentlich lernen
- Innenstadt: Anblick von Nahrungsmitteln, die ich mir nicht erlaube

Typische innere Auslösebedingungen (Gefühle und körperliche Zustände):

- Wut/Ärger über meine Eltern, die mich ständig bevormunden
- Angst vor Ablehnung (vor allem bezogen auf den Freund)
- Gedanken: „Du musst abnehmen.", „Du darfst heute nichts mehr essen, sonst siehst du heute Abend nicht gut aus."
- Völlegefühle
- Ständige Gedanken an Essen

Personen, die häufig beteiligt sind:

- Meine Familie

Abbildung 5: Beispiel für die Zusammenfassung typischer Auslösebedingungen

4.5 Umgang mit Essen und Gewicht

4.5.1 Maßnahmen zur Gewichtsstabilisierung

Das Erreichen eines normalen Gewichtes ist ein zentrales Ziel der kognitiv-verhaltenstherapeutischen Behandlung untergewichtiger Patientinnen. Gleichzeitig stellt es eine der großen Herausforderungen im therapeutischen Prozess dar, da die Angst vor Gewichtszunahme eines der Kardinalsymptome der Anorexia nervosa ist. Eine zu *einseitige* Betonung der Gewichtszunahme – ein häufig geäußertes Vorurteil gegenüber verhaltenstherapeutischen Maßnahmen – kann leicht dazu führen, dass die (ohnehin meist sehr leistungsorientierten) Patientinnen zwar schnell zunehmen, aber nach Ende der Behandlung genauso schnell wieder abnehmen. Daher stellen gewichtssteigernde und gewichtsstabilisierende Maßnahmen heute *einen von mehreren* Schwerpunkten in einem verhaltenstherapeutischen Gesamtbehandlungskonzept dar, das gleichermaßen auch die Bearbeitung der zugrunde liegenden und aufrechterhaltenden Problembereiche berücksichtigen sollte.

Gewichtssteigernde und -stabilisierende Maßnahmen

Die Festlegung des „Mindestnormalgewichtes" sollte immer zu Beginn der Behandlung erfolgen. Nach Möglichkeit sollte es bereits im Rahmen des Erst- oder Vorgesprächs (je nach Setting) bestimmt und mit der Patientin besprochen werden. Die Notwendigkeit eines bestimmten Körpergewichts sollte dabei kurz begründet werden, wobei die Patientin jedoch darauf hingewiesen werden sollte, dass ausführliche Informationen und Erklärungen dazu im Rahmen der Therapie erfolgen werden. Für die Behandlung eines massiven Untergewichts wird allgemein eine stationäre Behandlung mit anschließender ambulanter Nachbetreuung empfohlen (Deutsche Gesellschaft für Essstörungen [DGESS] et al., 2019). Die Indikationskriterien für eine stationäre Behandlung sind unter Kapitel 3.2 beschrieben.

Rolle operanter Techniken

Als spezifische Techniken zur Normalisierung des Gewichts haben *operante Maßnahmen* häufig in Verbindung mit *Contract Management-Techniken* (Verträge mit Patientinnen über die zeitliche und inhaltliche Gestaltung der Gewichtszunahme) nach wie vor große Bedeutung (vgl. Abbildung 6). Bei der Anwendung dieser Konzepte bei Patientinnen mit Essstörungen wird die wöchentliche Gewichtszunahme (z. B. wöchentlich mindestens 700 g) kontingent mit der Gewährung bestimmter Freiheiten (bzw. dem Wegfall des Entzuges) verknüpft. Dieses Vorgehen ist im Rahmen einer stationären Behandlung meist leichter umsetzbar und kontrollierbar als im ambulanten Setting; die entsprechend gewährten Freiheiten (Aktivitäten außerhalb der Klinik, Besuche, Telefonate etc.) werden dann meist zu Beginn der Behandlung eingeschränkt. Ein wesentliches Merkmal ist weiterhin, dass im Rahmen der genannten Einschränkungen die Autonomie und Selbstbestimmung der Patientinnen so weit wie möglich bestehen bleiben sollte.

Vorgespräch

Im Falle einer stationären Behandlung zur Gewichtsstabilisierung sollte das Konzept der Klinik mit den Patientinnen im Vorgespräch erörtert werden. Sie sollten zusätzlich eine ausführlichere schriftliche Zusammenfassung des stationären Konzepts erhalten, die sie zu Hause in Ruhe durchgehen können. Die Patientinnen können dann gebeten werden, innerhalb einer festgesetzten Bedenkzeit ihre Teilnahme zu- oder abzusagen. Unserer Einschätzung nach stellen die Einheitlichkeit der Bedingungen und Konsequenzen, die hohe Transparenz und klare Struktur des stationären Vorgehens äußerst wichtige Elemente in der Behandlung dar. Dennoch können damit im Verlauf der Therapie auf-

Phasen der Gewichtzunahme

a) *Selbstkontrollprogramm:* Sofern die Patientin kontinuierlich Woche für Woche jeweils mindestens 700 g Gewicht (und maximal 3 kg) zunimmt, bis das Mindestgewicht erreicht ist, erfolgen keine Einschränkungen.

- Keine konkreten Vorgaben hinsichtlich der Veränderung des Essverhaltens
- Gewichtskontrollen einmal wöchentlich

b) *Phasenprogramm:* Gelingt einer Patientin ohne weitere Unterstützung keine Gewichtszunahme, so tritt ein Programm mit drei Phasen in Kraft, in denen jeweils ein Drittel der Gewichtsdifferenz bis zum Mindestgewicht zugenommen werden muss. Muss eine Patientin bei Eintritt in das normale Programm noch 12 kg zunehmen, so gilt also für jede Phase eine Gewichtszunahme von 4 kg.

- Phase 1 – *Abwendung der vitalen Bedrohung:* Aufenthalt ausschließlich auf der Station, Kontaktsperre, Teilnahme an psychotherapeutischen Angeboten
- Phase 2 – *Bedingte Selbstkontrolle:* Aufenthalt in der gesamten Klinik, Besuchserlaubnis, zeitweises Verlassen des Klinikgeländes nach Absprache, Teilnahme an ergo- und sporttherapeutischen Angeboten
- Phase 3 – *Selbstkontrolle:* keine Einschränkungen

Abbildung 6: Contract Management am Beispiel eines stationären Behandlungskonzeptes für Patientinnen, bei denen eine Gewichtszunahme erforderlich ist

tretende Schwierigkeiten im Zusammenhang mit der Gewichtszunahme nicht völlig ausgeräumt werden. Zusätzlich setzt diese Form von Behandlung voraus, dass alle auf der Station bzw. im Team zusammenarbeitenden Personen (Psychologinnen, Ärztinnen, Pflegepersonal etc.) es in gleicher Form vertreten und umsetzen. Häufige Personalwechsel, Unerfahrenheit sowie eigene Betroffenheit sind Variablen, die unserer Erfahrung nach einer einheitlichen Umsetzung dieses Konzepts eher entgegenwirken und damit Spaltungen des Teams und Machtkämpfe zwischen Patientinnen und Therapeuten begünstigen.

Gewichtszunahme im ambulanten Kontext

Prinzipiell – vor allem im Falle einer nicht zu großen Gewichtszunahme – sind derartige Maßnahmen auch *ambulant* durchführbar. Nach Festlegung des Mindestgewichts wird mit der Patientin gemeinsam die wöchentliche Gewichtszunahme festgelegt, die 500 g nicht unterschreiten sollte, da sonst tatsächlich eingetretene Veränderungen kaum noch von normalen Gewichtsschwankungen zu unterscheiden sind. Die Gewichtszunahme wird an bestimmte, vorher festgelegte Verstärker (positive Aktivitäten oder Belohnungen) gekoppelt (z. B. Kinobesuch nach erfolgter Gewichtszunahme). Die Patientin führt eine Gewichtskurve, in die sie ihr Gewicht wöchentlich einträgt und bringt diese in die Therapiestunde mit. Das Gewicht kann dann zusätzlich – je nach Vereinbarung mit der Patientin – zu festgelegten Zeiten (z. B. einmal wöchentlich) im Rahmen der Therapie kontrolliert werden.

Patientinnen mit Anorexia nervosa sind auch aufgrund ihres stark untergewichtigen Zustands kognitiv häufig auf Themen bzgl. Essen und Gewicht eingeengt, leiden an Konzentrationsstörungen und zeigen ein sehr ritualisiertes Essverhalten. Viele Therapeuten gehen daher davon aus, dass Patientinnen im Frühstadium der Therapie, solange sie noch extrem untergewichtig sind, einer psychotherapeutischen Intervention nicht zugänglich sind. Entsprechend verweigern sogar einige psychosomatische Fachkliniken die Aufnahme dieser Patientinnen, solange sie nicht einen ausreichenden Body Mass Index (z. B. ab 14,5 kg/m^2) erreicht haben. Daher müssen manche stark abgemagerten Patientinnen zunächst in Allgemeinkrankenhäusern aufgenommen und dort über eine Sonde ernährt werden.

Im Rahmen unseres Therapiekonzeptes haben wir jedoch die Erfahrung gemacht, dass die überwiegende Mehrheit auch der stark untergewichtigen Patientinnen von Beginn an von einer auch psychotherapeutisch ausgerichteten Behandlung profitiert. Voraussetzung dafür ist allerdings ein erprobtes Behandlungskonzept und ein gut ausgebildetes, erfahrenes und multidisziplinär besetztes Therapeutenteam. Wichtig bei der Umsetzung von Verstärkerprogrammen ist, dass die Patientinnen bereits bei Therapiebeginn über alle möglichen Konsequenzen ausführlich informiert sind. Um nachträgliche Diskussionen zu vermeiden, empfiehlt es sich, diese Regeln schriftlich zu fixieren und jeder Patientin auszuhändigen. Trotz dieser festen Regeln, die ausnahmslos für alle Patientinnen gelten sollen, wird es in Einzelfällen immer wieder zu „Ausnahmen" kommen müssen (z. B. wenn eine Patientin so schwer depressiv ist, dass eine Aktivitätseinschränkung kontraindiziert wäre, oder wenn eine Patientin starke Ödeme entwickelt und durch ein therapeutisch angesetztes Diuretikum eine Entwässerung herbeigeführt werden muss, was zwangsläufig zur Gewichtsabnahme führt). Bei der Gewährung von „Ausnahmeregelungen" ist unbedingt darauf zu achten, dass alle Teammitglieder sich auf eine gemeinsame Lösung einigen und diese konsequent umsetzen.

Haltung des Therapeutenteams

Wichtig ist auch, dass die Patientinnen durch die Haltung der Therapeuten erleben, dass das Gewichtszunahmeprogramm als Hilfe und nicht als Bestrafung gedacht ist. Von therapeutischer Seite muss daher auch in diesem Punkt kontinuierlich Motivationsarbeit geleistet werden. Unterstützend ist hierbei ein Therapeutenteam, das die Ängste und Schwierigkeiten der Patientinnen bei der Umsetzung des Programms ernst nimmt, sie ermutigt und unterstützt, sie gleichzeitig aber auch zu kontinuierlichen Veränderungen in Form kleiner Schritte auffordert und diese kontrolliert. Die therapeutische Balance zwischen Verständnis für die Schwierigkeiten bei der Veränderung und der Forderung nach Veränderungen, erfordert viel Erfahrung und ständige Bereitschaft zur Auseinandersetzung im Team (oder in der Supervision).

4.5.2 Regeln für den Umgang mit Essen und Gewicht

Selbstkontrolle früh stärken, Fremdkontrolle zeitlich begrenzen

Regeln im Umgang mit Essen und Gewicht sollen bewirken, dass die Patientinnen so früh wie möglich die Verantwortung für den Aufbau von Veränderungen übernehmen und damit internale Kontrollüberzeugungen stärken. Fremdkontrollmaßnahmen sollten möglichst zeitlich begrenzt, von Patientenseite initiiert sein, und im Verlauf der Therapie in Selbstkontrolle überführt werden (z. B. eine Verabredung direkt nach dem Mittagessen zur Verhinderung von selbstinduziertem Erbrechen). Gleichzeitig versuchen wir auch hier dem starken Autonomiebedürfnis der Patientinnen Rechnung zu tragen und Einschränkungen nur dort vorzunehmen, wo andere Maßnahmen offensichtlich nicht greifen.

Regeln für den Umgang mit Essen und Gewicht

- Da das häufig zwanghafte Wiegen der Patientinnen abgebaut werden soll, wird das Gewicht von therapeutischer Seite ein- bis zweimal wöchentlich möglichst am gleichen Wochentag zur gleichen Zeit kontrolliert. Zu Beginn der Behandlung wird Patientinnen eingeräumt, sich einmal täglich selbst zu wiegen, um einen Zusammenhang zwischen der erforderlichen Menge an Nahrung und der Gewichtszunahme herstellen zu können. Im Verlauf der Behandlung sollte aber darauf hingearbeitet werden, die Häufigkeit eigenständiger Gewichtskontrollen durch die Patientin zu reduzieren.
- Im stationären Rahmen finden die Mahlzeiten möglichst ohne Beobachtung, Anleitung, Unterstützung oder Kommentierung durch therapeutisches Personal statt.
- Es gibt keine speziell vorgeschriebene „Diät“ oder Nahrungsauswahl (z. B. hochkalorische Zusatznahrung) für die Patientinnen.
- Auf Kalorienzählen sollte verzichtet werden. Im therapeutischen Sprachgebrauch hat es sich als hilfreich erwiesen, von aufgenommener „Energie“ anstatt von „Kalorien“ zu sprechen.
- Die Patientinnen haben die Freiheit, vor allem zu Beginn der Behandlung, aus den Nahrungsmitteln diejenigen auszuwählen, bei denen es ihnen am leichtesten fällt, sie zu essen. Dies sollte jedoch schrittweise geändert werden.
- Die Patientinnen führen von Beginn der Therapie an eine individuelle „Schwarze Liste“ ihrer *erlaubten* bzw. *verbotenen* Nahrungsmittel (vgl. Abbildung 7 und Vorlage im Anhang, S. 64/114). Im Verlauf der Therapie sollte jede Patientin die „verbotene“ Seite dieser Liste abbauen.
- Von therapeutischer Seite wird nicht direkt kontrolliert, was, wie viel, wann etc. Patientinnen essen. Dasselbe trifft für das Auftreten von Essanfällen und kompensatorischen Verhaltensweisen zu. Es gibt keine speziellen „Verhinderungsmöglichkeiten“ durch das therapeutische Perso-

nal, wie z. B. Isolierung nach dem Essen, Anwesenheit des Pflegepersonals nach dem Essen oder speziell eingerichtete Patientenzimmer, die kein Waschbecken oder keine Toiletten haben. Eine indirekte Kontrolle erfolgt über die Selbstbeobachtungsprotokolle, anhand derer das Essverhalten und weitere Veränderungen mit den Patientinnen in der Therapie besprochen werden.

- Die Verwendung einer Magensonde ist nicht erforderlich. Patientinnen, die in einen körperlich kritischen Zustand geraten, werden in ein Allgemeinkrankenhaus verlegt. Eiweißaufbaunahrung wird ebenfalls nur nach spezieller Indikation verordnet.
- Für alle Regeln im Zusammenhang mit Essen und Gewicht ist die Betonung von Autonomie und Ehrlichkeit das wichtigste Prinzip. Die Patientinnen kontrollieren ihr Essverhalten selbst über die Selbstbeobachtungsprotokolle und besprechen weitere notwendige Veränderungen mit der Therapeutin. Auch wenn eine Patientin hinsichtlich der Gewichtszunahme dauerhaft „trickst", sollte die Entscheidung über mögliche Konsequenzen nicht primär an formalen Kriterien orientiert sein, sondern das Ergebnis eines therapeutischen Gesprächs sein.

4.5.3 Normalisierung des Essverhaltens

Die Veränderung des pathologischen Essverhaltens, d. h. der *Abbau des restriktiven Essverhaltens* und der *Aufbau eines regelmäßigen und ausgewogenen Essverhaltens* stellen im ambulanten wie stationären Setting ein wesentliches Ziel der Behandlung dar.

Die Patientinnen sollten ein Essverhalten erreichen, das *in ausgewogener Weise* aus Kohlenhydraten, Proteinen und Fetten zusammengesetzt ist. Da die meisten Patientinnen sich einseitig fettarm und eiweißreich ernähren, muss dies in den meisten Fällen verändert werden. Die Patientinnen sollen langfristig lernen, sich wieder stärker an ihrem Appetit auf bestimmte Nahrungsmittel zu orientieren und sich nicht primär von diätetischen Gesichtspunkten leiten zu lassen. Patientinnen mit Essstörungen essen häufig nicht das, worauf sie eigentlich Lust haben (z. B. ein Eis oder ein Stück Kuchen), sondern stattdessen etwas anderes, was weniger Energie enthält und als „gesünder" gilt (z. B. Salat oder einen Apfel). Diese Einseitigkeit begünstigt aber auch das Auftreten von Heißhunger und Essanfällen. Daher sollten im Rahmen der Therapie schrittweise die so gemiedenen Nahrungsmittel der „Schwarzen Liste" einbezogen werden (vgl. Abbildung 7 und Kapitel 4.5.4). Dies sollte im therapeutischen Kontakt geplant werden, dabei sollten auch mögliche Schwierigkeiten antizipiert und Bewältigungsstrategien erarbeitet werden. Dabei muss besonders darauf geachtet werden, dass Patientinnen die bisher gemiedenen Nahrungsmittel (z. B. Vollmilchjoghurt) nicht nur einmal „ausprobieren", son-

„Schwarze Liste"

dern dass diese, auch wenn im nächsten Schritt weitere Nahrungsmittel (z.B. Käse mit höherem Fettgehalt) hinzukommen, weiterhin fester Bestandteil der Ernährung sind.

Regelmäßigkeit des Essens

Ein weiterer Aspekt betrifft die *Regelmäßigkeit des Essens.* Als Hilfestellung kann den Patientinnen empfohlen werden, täglich drei Haupt- und zwei Zwischenmahlzeiten zu sich zu nehmen. Bei einer ausgewogenen Ernährung wird der tägliche Energiebedarf – je nach Grundumsatz und Art der Tätigkeit – zwischen 2.000 und 3.500 kcal liegen, wobei uns 2.000 kcal als ein Ausgangswert erscheinen, der für die meisten nicht diäthaltenden und nicht untergewichtigen Menschen ein Minimum darstellt. Bei Patientinnen, bei denen eine deutliche Gewichtszunahme erforderlich ist, kann die o.g. Vorgabe während bestimmter Phasen der Gewichtszunahme zu niedrig sein.

Keinesfalls sollten die Patientinnen jedoch dazu angehalten werden, den Energiegehalt der Nahrungsmittel zu protokollieren oder gar Kalorien zu zählen, die hier aufgeführten Richtwerte dienen allein der Orientierung der Therapeuten. Auch die Planung energiebilanzierter Mahlzeiten durch die Therapeuten halten wir für nicht zielführend. Der eindeutigste Indikator dafür, ob eine Patientin ausreichend Energie aufnimmt, ist ihr Gewicht. Auch das Auftreten von Heißhunger kann darauf hindeuten, dass während der regulären Mahlzeiten zu wenig Energie aufgenommen wurde.

Wichtig zur Etablierung eines geregelten Essverhaltens ist vor allem, dass die Patientinnen die zuvor geplanten Mahlzeiten einhalten, und zwar *unabhängig* von eventuell vorangegangenen Essanfällen und kompensatorischen Verhaltensweisen. Dabei soll die Rückkehr zu einem regelmäßigen Essverhalten idealerweise nicht ab dem nächsten Tag, sondern bereits ab der nächsten regulären Mahlzeit erfolgen. Dadurch soll verhindert werden, dass durch Hungergefühle oder überkontrolliertes Essverhalten erneut Heißhunger und Essanfälle provoziert werden.

Richtlinien vollwertige Ernährung

Als Richtlinien zur Zusammensetzung der Ernährung können die 10 Regeln für eine vollwertige Ernährung der Deutschen Gesellschaft für Ernährung (DGE) dienen. Ergänzend zur Psychotherapie kann eine Ernährungstherapie erfolgen, wenn diese durch eine in der Behandlung von Essstörungen speziell geschulte Fachkraft durchgeführt wird.

Die Veränderung des Essverhaltens sollte mit der Patientin regelmäßig anhand der Selbstbeobachtungsprotokolle besprochen werden. Eine unseres Erachtens sehr wichtige Bedingung dabei ist, dass die behandelnde Therapeutin oder der behandelnde Therapeut selbst ein ungestörtes Verhältnis zum Essen hat. Eine chronisch restriktiv essende Therapeutin wird beim Abbau des restriktiven Essverhaltens für die Patientin unter Umständen kein gutes Modell darstellen, sondern diese eher in ihren verzerrten Einstellungen bestätigen.

Für manche Patientinnen kann es eine zusätzliche Hilfe zum Aufbau eines regelmäßigen und zum Abbau des restriktiven Essverhaltens sein, sich einen genauen Essensplan für einen bestimmten Zeitraum im Voraus (z.B. eine Woche) zu erstellen. Dadurch soll das Essen vorübergehend einen eher „funktionalen" Stellenwert bekommen: Das vor allem für untergewichtige Patientinnen typische zeit- und gedankenaufwendige Abwägen und Verhandeln bzgl. der Art der Nahrung soll damit reduziert werden. Gleichzeitig wird häufig sehr viel deutlicher, in welchen anderen Lebensbereichen die Patientinnen Schwierigkeiten haben.

Essensplan

Viele Patientinnen mit Anorexia nervosa haben im Laufe ihrer Krankheitsentwicklung die Nahrungsaufnahme nur noch auf wenige Lebensmittel eingeschränkt, versuchen diese zeitlich so weit wie möglich hinauszuschieben, haben Essensrituale entwickelt, können nur noch selten in Gemeinschaft essen oder koppeln die Erlaubnis zur Nahrungsaufnahme an bestimmte Leistungen. Im Extremfall erleben sie sich als nicht wertvoll genug, Nahrung zu sich zu nehmen. Jegliche Veränderung im Bereich des Essverhaltens ist daher hochgradig angstbesetzt und wird durch die Angst vor Gewichtszunahme und Kontrollverlust noch potenziert. Es ist daher eher unrealistisch, dass sich in diesem wichtigen Bereich Veränderungen in wenigen Tagen oder Wochen vollziehen werden. Auf der anderen Seite müssen die Patientinnen bereit sein, sich täglich den Ängsten vor Veränderungen zu stellen und auch auf der Handlungsebene Risiken eingehen, was zumindest kurzfristig unangenehm sein kann. Hierbei gilt aber das gleiche Prinzip wie in der Behandlung von Angst- oder Zwangsstörungen. Lassen die Patientinnen sich auf das therapeutische Vorgehen ein, so machen sie bezüglich der Angst vor der Gewichtszunahme meist die (angstreduzierende) Erfahrung, dass sie sehr viel mehr essen müssen, um zuzunehmen, als sie ursprünglich dachten. Die Schwierigkeiten bei der Steigerung des Gewichts können damit auch den (positiven) Effekt haben, dass die Patientinnen sich weiterhin das Gefühl von Kontrolle erhalten können. Die gleichzeitige Behandlung mehrerer untergewichtiger Patientinnen im gruppentherapeutischen Setting ist hierbei besonders hilfreich.

4.5.4 Abbau der „Schwarzen Liste"

Jede Patientin sollte zu Beginn der Therapie eine sog. „Schwarze Liste" erstellen, also eine Liste mit (aus ihrer Sicht) erlaubten und verbotenen Nahrungsmitteln (vgl. Beispiel in Abbildung 7 und Vorlage im Anhang, S. 64/114). Zu den erlaubten Nahrungsmitteln gehören meist diejenigen, die energiearm sind und von der Patientin als „gesund" (nicht dickmachend) eingeschätzt werden. Zu den verbotenen Nahrungsmitteln gehören diejenigen, die gemieden werden, weil die Patientin befürchtet, davon zuzunehmen. Diese werden aber häufig im Rahmen der Essanfälle konsumiert.

Schwarze Liste

Notieren Sie bitte in den beiden nachfolgenden Spalten der Tabelle Ihre sogenannten „erlaubten" und „verbotenen" Nahrungsmittel. „Erlaubte" Nahrungsmittel sind diejenigen, die Sie sich zugestehen zu essen ohne sie anschließend wieder zu erbrechen oder anderweitig zu kompensieren. „Verbotene" Nahrungsmittel sind diejenigen, die Sie sich *nicht* zugestehen zu essen (z. B. weil sie zu viele Kalorien haben oder Ihrer Meinung nach „ungesund" sind). „Verbotene" Nahrungsmittel werden in der Regel im Rahmen von Heißhungeranfällen gegessen und anschließend wieder erbrochen oder auf andere Art und Weise kompensiert (z. B. über die Einnahme von Laxantien oder extremes Sporttreiben).

„Erlaubte" Nahrungsmittel	„Verbotene" Nahrungsmittel
Fettarmer Joghurt ohne Zucker	Warme Mahlzeiten
Salat, Gemüse (keine Hülsenfrüchte)	Süßigkeiten, Schokolade
Obst	Kuchen
Fettarme Margarine	Butter
Fisch, gedünstet	Gebratener/gebackener/ geräucherter Fisch
Fettarmer Aufschnitt	Aufschnitt
Fettarmer Käse	Vollfettkäse
Müsli	Pizza, Pommes, Burger
Saure Gurken, rote Beete	Alles fertig Zubereitete
Vollkornbrot (in Maßen)	Brot, Brötchen
Vollkornreis (in Maßen)	Reis, Kartoffeln
Putenfleisch, gegrillt	Gebratenes, paniertes Fleisch, Schweinefleisch
	Desserts

Abbildung 7: Beispiel für eine ausgefüllte Schwarze Liste

Im Rahmen der Normalisierung des Essverhaltens sollte die „verbotene" Seite schrittweise abgebaut werden. Mit der Patientin werden regelmäßig (anfangs jede Woche, später eher alle 14 Tage) bereits vollzogene Veränderungen geplant und Schwierigkeiten bei der Umsetzung diskutiert. Gleichzeitig werden weitere Schritte (neue Nahrungsmittel) festgelegt. Wenn dauerhafte Veränderungen erreicht worden sind, das heißt, wenn die Patientin bestimmte Nahrungsmittel angstfrei essen kann, können diese von der „verbotenen" Seite gestrichen werden. Voraussetzung dafür ist jedoch, dass sie nicht nur einmal ausprobiert wurden, sondern fester Bestandteil der normalen Ernährung geworden sind. Die Patientin hat so z. B. auch am Ende der Therapie einen Überblick darüber, welche Veränderungen sie hinsichtlich des Essverhaltens auch weiterhin eigenständig durchführen muss.

Umgang mit „verbotenen" Nahrungsmitteln

Ein Teil des zu verändernden Essverhaltens kann auch das Einbeziehen warmer Mahlzeiten betreffen, die häufig zu den gemiedenen Nahrungsmitteln gehören. Während Patientinnen im Rahmen einer stationären Behandlung sich an der dort angebotenen Mittagessenportion (Tablettmahlzeit) als ungefähren Richtwert orientieren können, ergeben sich hier in der ambulanten Therapie Probleme und Möglichkeiten der Vermeidung. Gemeinsam mit den Patientinnen muss dann versucht werden, entsprechend den örtlichen Gegebenheiten Lösungen zu finden (z. B. Essen in der Kantine oder Uni-Mensa, Essen auf Rädern).

4.5.5 Umgang mit Heißhunger, Essanfällen und kompensatorischen Verhaltensweisen

Die Etablierung eines geregelten, ausgewogenen Essverhaltens kann als generelle Strategie zur Reduktion von Heißhunger, Essanfällen und der kompensatorischen Maßnahmen (z. B. Erbrechen und/oder Abführmitteleinnahme) angesehen werden. Hierdurch wird physiologisch bedingter Heißhunger, der beim Auftreten von Essanfällen und nachfolgenden kompensatorischen Verhaltensweisen meist eine große Rolle spielt, verhindert.

Zusätzlich sollten aber spezifische Aktivitäten geplant werden, um das Auftreten von Essanfällen, die auch emotionale, habituelle oder situative Hintergründe haben, zu verringern bzw. verhindern. Diese Strategien können auch unabhängig von den möglicherweise zugrunde liegenden Problembereichen hilfreich sein, wenngleich sie Lösungsansätze auf der Ebene der Problembereiche nicht ersetzen. Hierzu gehören *Stimuluskontrolltechniken,* andere *Selbstkontroll-* oder *Selbsthilfemöglichkeiten* sowie die Planung von *Alternativverhalten.*

Stimuluskontrolle

Stimuluskontrolltechniken als eine Methode der Selbststeuerung dienen hier dazu, das Problemverhalten (z. B. Essanfälle) unter Stimuluskontrolle zu bringen, also die Reizbedingungen, unter denen das problematische Verhalten auftritt, systematisch zu beseitigen oder einzugrenzen. Diese Techniken sind als vorübergehende Hilfe gedacht, um wieder mehr Kontrolle zu erzielen. Sie stellen keine dauerhaften Maßnahmen dar.

Regeln im Umgang mit Essen

Die folgenden Regeln sollen Ihnen dabei helfen, wieder ein unbefangeneres Essverhalten zu erlernen:

- Verteilen Sie das Essen täglich auf *drei Hauptmahlzeiten* und *zwei kleinere Mahlzeiten* (Snacks) zwischendurch.
- Nehmen Sie sich Zeit beim Essen. Sie sollten für jede Hauptmahlzeit mindestens eine halbe Stunde aufwenden, für Zwischenmahlzeiten mindestens eine Viertelstunde.
- Richten Sie sich einen *festen Platz* ein, wo Sie regelmäßig Ihre Mahlzeiten einnehmen. Essen Sie *nur dort.* Essen Sie *nicht* im Stehen, vor dem Kühlschrank etc.
- Decken Sie sich den Tisch, an dem Sie essen wollen, und setzen Sie sich an den Tisch zum Essen.
- Tun Sie während des Essens *nichts anderes* als essen – also weder lesen, fernsehen, arbeiten, Nachrichten via Smartphone lesen und schreiben etc.
- Essen Sie *achtsam* und kauen Sie jeden Bissen gründlich, bevor Sie ihn hinunterschlucken. Essen Sie weder zu schnell noch zu langsam.
- Planen Sie *vor dem Essen,* was Sie essen wollen; überlegen Sie dies nicht erst, wenn Sie angefangen haben, zu essen. Bereiten Sie sich die entsprechende Menge vorher zu und essen Sie zunächst nur diese Menge. Bevor Sie einen Nachschlag nehmen, spüren Sie genau nach, ob Sie noch Hunger haben.
- Überlegen Sie sich vor dem Essen, was Sie *im Anschluss* daran tun werden.
- Legen Sie sich *keine Vorräte* an. Kaufen Sie maximal für zwei Tage ein und nur die Mengen und Nahrungsmittel, die Sie in dieser Zeit essen wollen.
- Machen Sie sich vor dem Einkaufen eine *Liste* mit Lebensmitteln, die Sie benötigen. Kaufen Sie nur die Lebensmittel ein, die auf der Liste stehen und nehmen Sie eventuell auch nur so viel Geld mit, wie Sie dafür benötigen.

Weitere Strategien zur Reduktion der Essanfälle sollten an den vorhandenen Ressourcen der Patientinnen ansetzen, d.h. aus Situationen abgeleitet werden, in denen es der Patientin gelungen ist, Heißhunger, Essanfälle oder kompensatorische Verhaltensweisen zu verhindern. Dies werden in der Regel eher kurzfristig wirksame Strategien sein (gezielte Ablenkung, Versuche des Aufschiebens, Verzögerns etc.). Diese Strategien können nicht nur zur Abwendung von Essanfällen dienen, sondern auch zur Verhinderung kompensatorischer Verhaltensweisen, nachdem schon ein Essanfall stattgefunden hat. Es ist entscheidend, den Patientinnen deutlich zu machen, dass Essanfälle und kompensatorische Verhaltensweisen keine zwingend aufeinanderfolgenden Geschehnisse sind, sondern dass sie die Kette aus Heißhunger, Essanfällen und kompensatorischen Verhaltensweisen an mehreren Stellen unterbrechen und so Kontrolle zurückerlangen können.

Manche Patientinnen empfinden es als hilfreich, diese Strategien schriftlich in einer Selbstverpflichtung festzuhalten und diese Selbstverpflichtung beispielsweise am Kühlschrank oder der Badezimmertür anzubringen.

Selbstverpflichtung

Beispiele für kurzfristige Strategien im Umgang mit Heißhunger, Essanfällen und kompensatorischen Verhaltensweisen:

- Eine Freundin oder einen Freund besuchen oder anrufen, wenn ein Essanfall bevorsteht.
- Sich nach dem Essen mit jemandem zu einem Spaziergang verabreden (um Erbrechen zu verhindern).
- Freizeitaktivitäten für eine bestimmte Zeit (vor allem für „kritische" Tageszeiten) genau im Voraus planen.
- Anwendung von Strategien zum Abbau von Anspannung
- Sportliche Aktivitäten
- Aktivitäten, bei denen ein gleichzeitiges Essen schwierig ist (z. B. Handarbeiten)

Neben diesen eher kurzfristig wirksamen Strategien können auch eher langfristig orientierte *Alternativverhaltensweisen* zum Umgang mit dem problematischen Essverhalten eingesetzt werden. Als Folge der Essstörung haben Patientinnen häufig viele ursprünglich sehr wichtige Aktivitäten vernachlässigt; diese sind aufgrund der ständigen Beschäftigung mit dem Essen oftmals gar nicht mehr präsent. Dazu gehören auch viele „genussvolle" Aspekte aus dem Leben der Patientinnen. Eine Aufgabe im Rahmen der Therapie kann daher beispielsweise darin bestehen, sich derartige „positive Aktivitäten" wieder in Erinnerung zu rufen. Dies kann entweder unter Zuhilfenahme entsprechender „Verstärkerlisten" (Stavemann, 2015, S. 168) durchgeführt werden oder die Patientinnen stellen eine eigene „persönliche" Liste auf. Diese Aktivitäten können dann als direkte Alternativstrategien in „kritischen" Situationen verwendet werden.

Rolle positiver Verstärker

Bei der Erarbeitung und Umsetzung gezielter Alternativen zum Umgang mit dem problematischen Essverhalten spielt auch das *Bewusstmachen von Kont-*

Bewusstmachen von Kontrolle und Verantwortung

rolle und das *Verdeutlichen von Verantwortung für das Problemverhalten* eine wichtige Rolle. Da die Patientinnen sich der Symptomatik oft hilflos ausgeliefert fühlen, werden einerseits noch vorhandene Möglichkeiten der Kontrolle oft nicht mehr adäquat wahrgenommen bzw. vorzeitig aufgegeben. Andererseits ziehen sich manche Patientinnen auch vorschnell auf die Position zurück, das problematische Essverhalten nicht beeinflussen zu können („Da musste ich einfach erbrechen", „Das musste einfach raus", „Das blieb nicht drin"), oder machen andere Personen oder Umstände dafür verantwortlich.

Die folgenden Fragen können dazu dienen, diese Einstellungen zu hinterfragen und Kontrolle und Eigenverantwortung über die Symptomatik zu verdeutlichen:

Fragen zum Bewusstmachen von Kontrolle und Verantwortung

- Welche Möglichkeiten der Selbstkontrolle ergeben sich aus der Problemanalyse; unter welchen Bedingungen tritt das problematische Essverhalten gar nicht oder deutlich seltener auf (z. B. im Urlaub)? Was hat die Patientin selbst dazu beigetragen, wie hat sie es geschafft?
- Was passiert, wenn Essanfälle durch bestimmte Umstände oder unerwartete Ereignisse verhindert werden? Wie fühlt die Patientin sich anschließend, wie stark ist das Bedürfnis noch, zu erbrechen etc.?
- Was passiert, wenn Essanfälle durch unerwartete Ereignisse „aufgeschoben" oder „abgebrochen" werden?
- Würden die Essanfälle auch auftreten, wenn das kompensatorische Verhalten nicht möglich wäre?
- Sprachgebrauch: Verwendung von „Müssen" hinterfragen und korrigieren.

Aktive statt passive Rolle im Veränderungsprozess

Aus diesem Grund achten wir im Sprachgebrauch auch sehr darauf, die aktive Rolle der Patientin im Zusammenhang mit dem problematischen Essverhalten immer wieder zu betonen, ohne dass es dabei um Schuldzuweisungen geht oder von therapeutischer Seite in eine Vorwurfshaltung verfallen wird. Äußerungen wie die zuvor genannten, die die Patientin eher als Opfer ihrer Essstörung sehen, werden daher von therapeutischer Seite sofort hinterfragt und korrigiert (z. B. „Ich kann nachvollziehen, dass es für Sie sehr schwierig wäre, in dieser Situation nicht zu erbrechen, aber es ist durchaus möglich, und wir sollten überlegen, was dabei zukünftig für Sie hilfreich sein könnte").

Je genauer die auslösenden Bedingungen anhand der Selbstbeobachtung erfasst wurden, desto konkreter können alternative Aktivitäten und Strategien geplant werden. Ergibt die Analyse der Auslösebedingungen bzw. der Funktionalität der Essstörung jedoch schwerwiegende zugrunde liegende Problembereiche (wie z. B. eine massive Störung im Bereich der Partnerschaft, Abgrenzungsprobleme von den Eltern, Probleme im Beruf), so sind diese Strategien möglicherweise nur kurzfristig (wenn überhaupt) wirksam. Im Einzelfall kann dann der Umgang mit den spezifischen Problembereichen Vorrang haben. Die genannten Strategien können jedoch zumindest die Funktion erfüllen, das häufig vorherrschende Gefühl von Ausgeliefertsein und Kontrollverlust zu verändern und damit motivationssteigernd wirken.

4.5.6 Reaktionsverhinderung

Reizkonfrontation und Reaktionsverhinderung sind spezifische verhaltenstherapeutische Techniken, die ursprünglich im Zusammenhang mit der Behandlung von Angststörungen entwickelt wurden. Vorwiegend im englischsprachigen Raum wurden sie in ihrer Anwendung auf bulimische Essstörungen im Rahmen von kontrollierten Therapiestudien überprüft. Die Wirksamkeit dieser spezifischen Therapiebausteine hat sich – im Verhältnis zu den übrigen kognitiv-verhaltenstherapeutischen Elementen – als eher gering erwiesen, sodass sie kaum Eingang in die manualgestützten Therapiekonzepte gefunden haben. Unsere praktische Erfahrung deckt sich weitgehend mit diesen empirischen Befunden. Allerdings können diese Techniken durchaus im Einzelfall zusätzlich zu den anderen Behandlungselementen eine Unterstützung darstellen. Bei Patientinnen, die besonders ausgeprägte Ängste vor bestimmten Nahrungsmitteln haben oder über extrem geringe Selbstkontrollmöglichkeiten verfügen (z. B. jede aufgenommene Nahrung sofort erbrechen), kann es durchaus hilfreich sein, wenn die Therapeutin die Patientin beim Essen dieser Nahrungsmittel begleitet und mit ihr in der Situation verbleibt, bis die Angst zu erbrechen deutlich zurückgegangen ist. Aber auch in diesen Fällen können derartige Maßnahmen immer nur eine vorübergehende Strategie zum Aufbau von Kontrolle darstellen, und die Patientin sollte möglichst früh versuchen, die Kontrolle alleine und selbstständig aufzubauen.

4.6 Kognitive Techniken

Kognitive Techniken spielen in verhaltenstherapeutischen Behandlungskonzepten für Essstörungen bereits seit längerer Zeit eine große Rolle. Die Patientinnen sollen lernen, die häufig verbreiteten verzerrten Einstellungen zu Körper und Gewicht zu identifizieren und durch rationalere Einstellungen zu ersetzen. Ähnlich wie Patientinnen mit affektiven Störungen haben Patientinnen mit Anorexia nervosa häufig ein dichotomes Denken bezogen auf die eigene Person und auf die Bedeutung von Körper und Gewicht bzw. neigen zu verschiedenartigen kognitiven Verzerrungen (vgl. Tabelle 7). Auch bezogen auf die Therapie bestehen oftmals völlig unrealistische Erwartungen. So äußerte sich z.B. eine Patientin in der zweiten Therapiestunde völlig enttäuscht darüber, dass sich bei ihr bezüglich des Essverhaltens immer noch nichts geändert habe.

Tabelle 7: Beispiele für dichotomes Denken und kognitive Verzerrungen

Dichotomes oder Alles-oder-Nichts-Denken	• „Wenn ich wieder mit dem Essen anfange, kann ich nicht mehr aufhören." • „Ich muss mein Gewicht kontrollieren, sonst gerät alles außer Kontrolle." • „Ich kann es mir nicht leisten, die Erwartungen anderer nicht mehr zu erfüllen, da ich das immer gemacht habe." • „Ich kann nicht normal essen: Entweder ich fresse oder esse gar nichts." • „Für mich zählen nur Bestleistungen, warum lebt man denn sonst?" • „Wenn man schon so einfache Dinge wie das Essen nicht hinbekommt, ist man auch nichts wert."
Personifizierung	• „Ich weiß genau, dass mich alle anschauen und abschätzen, wie viel ich wiege." • „Ich kann nicht mit anderen gemeinsam essen, da sie mich dabei genau beobachten werden." • „Wenn ich in den Pausen etwas essen würde, würden mich alle für haltlos halten." • „Wenn ich jemanden mit Übergewicht sehe, denke ich gleich, dass ich auch bald so aussehen würde, wenn ich nicht aufpasse." • „Nach dem Essen sehen alle, dass ich einen fetten Bauch habe."
Abergläubisches Denken	• „Fett macht fett." • „Wenn ich mich zum Essen zwingen muss, geht das schon gar nicht." • „Wenn ich nur daran denke, dass ich zu viel gegessen habe, muss ich gleich erbrechen." • „Nach dem Essen *muss* ich einfach erbrechen." • „Wenn ich normal essen würde, dann würde ich jede Woche mindestens 1 kg zunehmen."
Selektive Abstraktion	• „Nur wenn ich etwas geleistet habe, bin ich wert, etwas zu essen." • „Wenn ich nicht jeden Tag das gleiche esse, verliere ich die Kontrolle." • „Wenn ich meine Magersucht aufgebe, bin ich nichts Besonderes mehr." • „Wenn man Schwäche zeigt, ist man verloren." • „Ich habe seit drei Jahren nichts Warmes mehr gegessen, folglich kann ich das jetzt auch nicht." • „Wenn man einmal eine Essstörung gehabt hat, wird man die ein Leben lang haben."
Übergeneralisierung	• „Früher hatte ich ein normales Gewicht und war nicht glücklich; weshalb sollte mir heute eine Gewichtszunahme helfen?" • „Bevor ich an Gewicht zugenommen habe, habe ich viele Süßigkeiten gegessen. Wenn ich jetzt wieder damit anfange, wie soll ich dann jemals ein normales Gewicht bekommen?"

Tabelle 7: Fortsetzung

	• „Schlanksein ist doch in unserer Gesellschaft wichtig für Frauen. Wie soll man mich mögen, wenn ich ein normales Gewicht habe?" • „Man wird doch nur gemocht und anerkannt, wenn man toll aussieht und alle geforderten Leistungen erbringt." • „Wenn ich nur einmal meinem Freund die Meinung sagen würde, würde der mich doch gleich rausschmeißen."
Übertreibung	• „Wenn ich normales Essen essen soll, sterbe ich." • „Ich würde verrückt werden, wenn mich heute jemand auf mein Gewicht ansprechen würde." • „Wenn ich fünf Pfund zunehmen würde, könnte ich nie wieder einen kurzen Rock tragen." • „Ich kann nur Genuss beim Essen empfinden, wenn ich mich richtig gehen lasse." • „Wenn Sie von mir verlangen, dass ich stationär behandelt werde, kann ich mich gleich umbringen."

Korrektur verzerrter Wahrnehmung

Der Einsatz kognitiver Techniken zur Korrektur dieser verzerrten Wahrnehmungen kommt nicht nur in bestimmten Stunden oder Phasen der Therapie zur Anwendung, sondern ist ein Bestandteil jeder Therapiestunde. Als zusätzliche Hilfe und Möglichkeit der Selbstbeobachtung und Überprüfung automatischer Gedanken können entsprechende Formblätter (z. B. Hautzinger & Pössel, 2017; Stavemann, 2015), wie sie aus der kognitiven Therapie der Depression bekannt sind, in etwas abgewandelter Form verwendet werden. Die Patientin soll dabei z. B. in Situationen, in denen sie sich in ihrem Körper besonders unwohl fühlt oder in denen sie darüber nachdenkt, ihr Essverhalten einzuschränken, einen Essanfall zu haben oder kompensatorische Verhaltensweisen anzuwenden, ihre automatischen Gedanken beobachten und versuchen, hilfreichere Gedanken zu formulieren.

Ziel ist es, das Selbstbewusstsein der Patientinnen durch die Korrektur dieser dysfunktionalen Einstellungen und den Aufbau alternativer Bereiche so zu stärken, dass Gewicht und Äußeres nicht mehr die entscheidende Rolle für das Selbstwertgefühl spielen. Dies ist auch im Hinblick auf die längerfristige Stabilität des im Rahmen der Therapie veränderten Verhaltens bedeutsam.

4.7 Förderung der Körperzufriedenheit

Bei Patientinnen mit Anorexia nervosa steht im subjektiven Erleben die massive Unzufriedenheit mit dem eigenen Körper in Verbindung mit einer in hohem Maße verzerrten Wahrnehmung des Körpers im Vordergrund. Extrem abgemagerte Patientinnen erleben und beschreiben sich als „fett", entgegen objektiver Kriterien (Gewicht, Kleidergröße etc.). Auffallend ist dabei weiterhin, dass die verzerrte Wahrnehmung auch unabhängig vom tatsächlichen Gewicht bestehen bleibt, Patientinnen sich also trotz stetigen Gewichtsverlusts immer noch als zu dick empfinden. Gleichzeitig haben Figur und Gewicht einen übermäßigen Einfluss auf die Selbstbewertung. Eine dauerhafte Etablierung eines regelmäßigen, ausgewogenen Essverhaltens und damit eine Überwindung der Essstörung setzen voraus, dass die Patientinnen Bestrebungen, ihren Körper einem bestimmten Schönheitsideal anzupassen, aufgeben. Ziel der Behandlung muss deshalb neben der Stabilisierung des Essverhaltens immer auch sein, dass Patientinnen ihren Körper in dem Zustand annehmen, wie er sich entwickelt, wenn sie regelmäßig und ausgewogen essen.

Körperbild Das Konstrukt des Körperbildes ist in vielfältigen Untersuchungen auf verschiedene Art und Weise operationalisiert worden. Über lange Zeit stand dabei die Wahrnehmung des Körpers im Vordergrund, aber die Ergebnisse von Studien hierzu sind in hohem Maße uneinheitlich. Für Patientinnen mit Anorexia nervosa ließ sich eine Überschätzung des Körperganzen oder von Teilen des Körpers nicht klar nachweisen. Ebenso bleibt unklar, wie spezifisch die Fehleinschätzung des Körpers im Verhältnis zu verschiedenen klinischen und nicht klinischen Kontrollgruppen ist. Konsistenter sind jedoch die Befunde zum Zusammenhang zwischen dem Ausmaß der Körperschemastörung und der Prognose; stärkere Überschätzungen stellen danach einen Prädiktor für ein schlechteres Behandlungsergebnis, geringe Gewichtszunahme im Rahmen der Behandlung und eine langfristig ungünstigere Prognose dar. Neuere Modelle des Körperbildes (vgl. Vocks, Bauer & Legenbauer, 2018) beziehen zusätzlich zur Wahrnehmungsebene auch Gedanken, Gefühle und Verhalten im Zusammenhang mit dem Körper ein.

Unzufriedenheit mit dem Körper kann sich auf jeder dieser Ebenen, die im Rahmen der Therapie durch eine Reihe unterschiedlicher Interventionsstrategien und Übungen positiv beeinflusst werden können, äußern. Auf der Wahrnehmungsebene besteht bei vielen Patientinnen eine Überschätzung der Körpermaße, auf der kognitiven Ebene finden sich abwertende Einstellungen zum Körper, auf der emotionalen Ebene berichten Patientinnen Scham- oder Ekelgefühle beim Anblick des Körpers und auf der Verhaltensebene kann körperbezogenes Kontroll- und Vermeidungsverhalten beobachtet werden. In der Therapie kann die Körperzufriedenheit auf vielfältige Weise gefördert werden, die Auswahl der Strategien richtet sich dabei danach, welche Faktoren bei einer Patientin in besonderem Maße zur Ausbildung einer geringen Körperzufriedenheit beigetragen haben (vgl. Vocks et al., 2018). Zu den therapeutischen Mitteln gehören die Auseinandersetzung mit dem gesellschaftlichen Schlankheitsideal und die Vermittlung entsprechender sozialer und Medienkompetenz, die Korrektur von Wahrnehmungsverzerrungen, die kognitive Umstrukturierung körperbezogener dysfunktionaler Einstellungen, der Umgang mit

Gefühlen im Zusammenhang mit dem Körper und der Abbau körperbezogenen Kontroll- und Vermeidungsverhaltens. Der Schwerpunkt der therapeutischen Arbeit mit unterschiedlichen Patientinnen kann auf unterschiedlichen Aspekten des Körperbildes liegen: Während manche Patientinnen gut von kognitiven Techniken profitieren, sind für andere eher Übungen zum Abbau von Vermeidungsverhalten hilfreich. Die Mehrzahl der hier vorgestellten Interventionsstrategien und Übungen setzen an mehreren Ebenen an.

Selbstbeobachtungstagebücher können gezielt genutzt werden, um Situationen zu analysieren, in denen sich eine Patientin unwohl in ihrem Körper fühlt. Neben typischen inneren und äußeren Auslösern können so auch automatische Gedanken identifiziert werden und die Patientin kann dazu angeleitet werden, diese automatischen Gedanken durch wohlwollendere Gedanken zu ersetzen.

Spiegel- und Videoübungen können im Therapieverlauf mit unterschiedlichen Zielsetzungen durchgeführt werden, wobei die Zielsetzung vor Beginn der Übung gemeinsam mit der Patientin festgelegt werden sollte und die Instruktion entsprechend formuliert werden sollte. Einerseits können Spiegel- und Videoübungen als Konfrontationsübung durchgeführt werden. Ziel ist die Habituation, also ein Nachlassen der Intensität aufkommender unangenehmer Gefühle. Spiegel- und Videoübungen können außerdem genutzt werden, um an körperbezogenen Kognitionen zu arbeiten. Dabei kann die Patientin zum Beispiel angehalten werden, den Körper in neutralen, nicht wertenden Worten zu beschreiben. Die Übungen sollten in Badekleidung oder zumindest in enganliegender Kleidung durchgeführt werden. Der für Spiegelübungen verwendete Spiegel sollte so groß sein, dass die Patientin sich darin vollständig betrachten kann. Männliche Therapeuten sollten die Übung nur in Anwesenheit einer weiteren weiblichen Person durchführen. Eine Instruktion könnte z. B. folgendermaßen lauten:

> Heute werden wir uns bei der Übung auf die Körperteile konzentrieren, die Sie am wenigsten an sich mögen. Das wird wahrscheinlich zunächst sehr unangenehm sein und kann auch starke Gefühle bei Ihnen auslösen. Trotzdem ist es wichtig, dass Sie sich mit Ihrem Körper auseinandersetzen und sich an ihn gewöhnen. Wenn unangenehme Gefühle auftreten, dann werden diese mit der Zeit nachlassen, wenn Sie Ihren Körper lange genug betrachtet haben. Es ist wichtig, dass Sie die Übung erst beenden, wenn die Gefühle schwächer werden. Ich werde Ihnen dabei helfen, diese Gefühle durchzustehen. Ich werde Ihnen auch dabei helfen, bei der Sache zu bleiben, und sich nicht abzulenken. Dazu werde ich Sie immer wieder danach fragen, welche Gedanken Ihnen gerade durch den Kopf gehen und wie es Ihnen geht.

(Die Therapeutin leitet die Patientin nun an, Schritt für Schritt Körperpartien mit Schwerpunkt auf den negativ bewerteten Körperteilen zu fokussieren.)

Lenken Sie Ihren Blick nun auf den Bauch. Welche Form hat er? Ist er eher weich oder muskulös? Beschreiben Sie die Haut ... Wie fühlen Sie sich, wenn Sie Ihren Bauch betrachten? Wie stark sind diese Gefühle auf einer Skala von 0 bis 10? Wo spüren Sie das Gefühl? Was denken Sie, wenn Sie Ihren Bauch betrachten? Etc.

Videokonfrontation

Bei Patientinnen mit Anorexia nervosa kann die Videokonfrontation ein unterstützendes Element bei der Bearbeitung der Körperschemastörung darstellen. Dabei wird die Patientin, die nur mit einem Bikini bekleidet ist, von einer Therapeutin mit einer Videokamera von allen Seiten aufgenommen. Die Patientin steht vor einer weißen Wand und die Kamera, die mit einem Zoom ausgestattet ist, „ertastet" den Körper in Zeitlupe in allen Proportionen. Während der Aufnahmen unterhält sich die Therapeutin mit der Patientin über deren Gefühle und Wahrnehmung hinsichtlich der einzelnen Körperpartien. Anschließend betrachten Therapeutin und Patientin zusammen die Aufnahmen. Die weit überwiegende Mehrzahl der Patientinnen reagiert positiv auf dieses Verfahren, indem sie die Wahrnehmung ihres abgemagerten Körperbildes anerkennen bzw. oft sogar erstaunt sind, wie abgemagert sie sind. Dies kann die Motivation zur Gewichtszunahme und Weiterführung der Therapie steigern. Nur selten kommt es vor, dass Patientinnen sich durch die Konfrontation in ihrer verzerrten Wahrnehmung ihres Körpers als zu dick bestätigt fühlen. Das Vorgehen kann prinzipiell im ambulanten wie auch stationären Bereich eingesetzt werden.

Soziales Kompetenztraining

Bezüglich der Auseinandersetzung mit dem gesellschaftlichen Schlankheitsideal kann es hilfreich sein, einen kritischen *Umgang mit (sozialen) Medien* bei den Patientinnen zu fördern. Dabei können Ausschnitte aus Zeitschriften oder Videoclips, aber auch Beiträge aus sozialen Medien wie Instagram oder Facebook als Material für die Auseinandersetzung mit dem Schlankheitsideal und weiblichen Rollenmodellen dienen. Im Rahmen eines *sozialen Kompetenztrainings* können Patientinnen zudem üben, mit kritischen Kommentaren zu ihrem Körper adäquat umzugehen.

Zentral für die Erweiterung des Handlungsspielraums der Patientinnen und auch für den Aufbau körperbezogener positiver Aktivitäten ist der *Abbau von körperbezogenem Kontroll- und Vermeidungsverhalten.* Hier sollten gemeinsam mit der Patientin konkrete Verhaltensübungen geplant werden, in denen auf Vermeidungs- oder Kontrollverhalten verzichtet wird und so eine Realitätsprüfung möglich wird.

Beispiel für eine Übung zum Abbau von körperbezogenem Vermeidungsverhalten

- *Beschreibung des Vermeidungsverhaltens:* Wenn andere Menschen anwesend sind, achte ich sehr auf meine Sitzposition. Ich sitze entweder auf der vorderen Stuhlkante oder ich schlage die Beine übereinander. Ich achte darauf, meinen Bauch entweder mit meinen Armen oder mit einem Kleidungsstück oder einer Tasche zu verdecken. Ich achte weniger stark auf meine Sitzposition, wenn ich an einem Tisch sitze.
- *Geplante Übung:* Ich werde mich in der nächsten Gruppentherapiesitzung auf die gesamte Sitzfläche des Stuhls setzen, ohne die Beine übereinanderzuschlagen. Meine Tasche werde ich auf den Boden stellen, meine Jacke über die Stuhllehne hängen. Ich werde meine Hände locker in meinen Schoß legen, ohne mit den Armen meinen Bauch zu verdecken. Ich werde darauf achten, in der Position zu bleiben und sie wieder einzunehmen, wenn ich mich dabei erwische, wieder auf der Stuhlkante zu sitzen oder den Bauch zu verdecken.
- *Ort und Zeit:* Gruppentherapiezimmer, Dienstagnachmittag.
- *Zu treffende Vorbereitungen:* Kleidung tragen, in der ich mich einigermaßen wohl fühle und die nicht kneift.
- *Mögliche Schwierigkeiten und Strategien, um diese zu überwinden:*
  - Wenn ich mich nach dem Mittagessen aufgebläht fühle: Mir sagen, dass das vorbei geht und dass wahrscheinlich niemand in der Gruppe 90 Minuten lang meinen Bauch anguckt.
  - Wenn ich mich unbehaglich fühle: Tief durchatmen, mir sagen, dass nichts Schlimmes passieren kann.
- *Wie will ich mich nach der Übung belohnen:* Ich werde mich selbst loben und mir ein paar Blumen kaufen.

Im Rahmen einer (teil-)stationären Behandlung ist die *psychomotorische Therapie* oder Körpertherapie Teil eines Gesamtkonzepts. Als vorteilhaft hat sich dabei erwiesen, wenn Patientinnen mit verschiedenen Essstörungen in unterschiedlichen Stadien der Behandlung in einer Gruppe sind. Die Patientinnen, die schon seit längerer Zeit in Behandlung sind und bereits erste Verbesserungen ihrer Körperzufriedenheit erfahren haben, können für die neuen Patientinnen manchmal Modellfunktion haben und motivierend wirken.

Zielsetzung einer psychomotorischen Therapie ist die bewusste Auseinandersetzung mit dem Körper bzw. den damit verbundenen negativen Gefühlszuständen. Die Patientinnen sollen über neue Erfahrungen, die sie mit dem eigenen Körper machen, lernen, ihre verzerrte Wahrnehmung zu korrigieren und ihren Körper langfristig besser zu akzeptieren. Hierfür bietet sich besonders ein gruppentherapeutisches Vorgehen an, da sowohl die Konfrontation mit Körperformen und -proportionen anderer Menschen als auch deren Rückmeldungen die Auseinandersetzung mit der eigenen (verzerrten) Wahrnehmung fördert. Entsprechende Übungen dazu können verschiedene Bereiche einschließen, z. B. rhythmische Übungen, Video-Feedback oder Übungen, die bestimmte Interaktionen in der Gruppe zum Gegenstand haben. Aus unserer Erfahrung haben sich vier Schwerpunkte im Rahmen der psychomotorischen Therapie bewährt, wobei die einzelnen Übungen eher heuristisch entwickelt worden und prinzipiell erweiterbar sind bzw. durch ähnliche andere ersetzbar sind:

Schwerpunktübungen im Rahmen der psychomotorischen Therapie

- *Übungen zur Kontaktaufnahme:* Hier geht es in erster Linie um Übungen, bei denen die Patientinnen mit anderen in Kontakt treten und sie berühren sollen, was vielen Patientinnen schwerfällt.
- *Vertrauensübungen:* Diese Übungen werden auch teilweise im Rahmen gestalttherapeutischer Vorgehensweisen eingesetzt. Die Patientinnen müssen sich anderen anvertrauen, sich z. B. in einem größeren Kreis fallen- und auffangen lassen, sich von einer anderen Patientin mit verbundenen Augen führen lassen.
- *Übungen zur Körpererfahrung:* Hierzu gehören Übungen, bei denen bestimmte Körperregionen (z. B. Rücken) abgetastet werden (als Vorstufe zu Massageübungen), Spiegel- oder Videokonfrontation, Entspannungsübungen, spezielle Atemübungen und Massageübungen.
- *Übungen zum Körperausdruck:* Zur bewussteren Wahrnehmung und Verbesserung des Körperausdrucks dienen auch Bewegungsübungen nach Musik, freies Tanzen und pantomimische Übungen. Letztere können auch im Sinne eines nonverbalen Selbstsicherheitstrainings verstanden und eingesetzt werden.

4.8 Identifikation und Bearbeitung zugrunde liegender Problembereiche

Bearbeitung zugrunde liegender Problembereiche

Neben der Veränderung des Essverhaltens richtet sich ein *zweiter* wichtiger Schwerpunkt kognitiv-verhaltenstherapeutischer Behandlungskonzepte auf die Bearbeitung der dem gestörten Essverhalten zugrunde liegenden Problembereiche bzw. Konflikte. Der Umgang mit den Problembereichen hat in der Praxis aus unserer Sicht mindestens den gleichen Stellenwert wie der Umgang mit der spezifischen Symptomatik (gezügeltes Essverhalten, Gewicht und Essanfälle etc.), auch wenn die Darstellung dieser spezifischen Elemente mehr Raum einnimmt. Die Beschreibung des konkreten therapeutischen Vorgehens im Zusammenhang mit den zugrunde liegenden Problembereichen ist aber schwieriger (da unspezifischer) als für den Bereich Essverhalten/Gewicht und lässt sich weniger gut in Form einzelner, systematisch aufeinander aufbauender therapeutischer Schritte darstellen. Ähnlich wie es z. B. im Rahmen einer verhaltenstherapeutischen Depressionsbehandlung einerseits eher spezifische Elemente im Umgang mit bestimmten Anteilen der depressiven Symptomatik gibt (z. B. die Steigerung positiver und der Abbau depressionsfördernder, belastender Aktivitäten), existieren daneben in der Regel andere weniger spezifische therapeutische Elemente, die sich mit der Bearbeitung der Problembereiche beschäftigen, durch die die Depression aufrechterhalten wird (z. B. Selbstwertprobleme, Probleme im Bereich der Familie oder Partnerschaft). Der Umgang mit letzterem dürfte sich *zwischen* beiden Störungsbildern (Essstörungen und Depression) sehr viel weniger unterscheiden als der Umgang mit der jeweils spezifischen Symptomatik. Es scheint uns daher sinnvoller, die Identifikation von und den Umgang mit zugrunde liegenden Problembereichen exemplarisch zu verdeutlichen, anstatt auf einzelne verhaltenstherapeutische Standardtechniken oder Therapieprozessphasen einzugehen.

4.8.1 Identifikation der zugrunde liegenden Problembereiche

Die Identifikation der individuell zugrunde liegenden und aufrechterhaltenden Problembereiche ergibt sich immer aus der Problemanalyse bzw. dem funktionalen Bedingungsmodell der Störung (vgl. Kapitel 3.1), das sowohl die ursprünglich auslösenden Faktoren der Störungsentwicklung wie auch die aktuellen Steuerungsbedingungen bzw. aufrechterhaltenden Faktoren beinhaltet. In der Praxis kann eine Reihe von Quellen konkrete Hinweise für Problembereiche, die einen funktionalen Zusammenhang mit der Störung aufweisen, liefern.

Identifikation zugrunde liegender Problembereiche

Wichtige Hinweise können sich aus der *Vorgeschichte* der Störung bzw. bedeutsamen *biografischen Ereignissen* (z. B. Traumata, Trennungs- oder Verlusterlebnisse) ergeben. Auch anhand der Aufzeichnungen über auslösende und aufrechterhaltende Bedingungen im Rahmen der *Selbstbeobachtung des Essverhaltens* lassen sich individuell bedeutsame Problembereiche (z. B. Partnerschaftskonflikte, berufliche Überforderungssituationen) erkennen. Darüber hinaus kann die Gestaltung der *therapeutischen Beziehung* durch die Patientin bzw. ihr (verbales wie nonverbales) *Verhalten in der Therapie* oder ihre *Interaktion in der Gruppe* über bedeutsame zugrunde liegende Problembereiche (z. B. übermäßiges Kontrollbedürfnis, Abhängigkeitsängste, Angst vor Verantwortungsübernahme) Aufschluss geben.

Die der Anorexia nervosa zugrunde liegenden Problembereiche oder Konflikte variieren individuell sehr stark. Zu den häufigsten – wenn auch nicht unbedingt für Essstörungen spezifischen – gehören ein niedriges Selbstwertgefühl, extremes Leistungs- und Perfektionismusstreben, ein starkes Bedürfnis nach Kontrolle und Autonomie, mangelnde Selbstständigkeit, Angst vor Verantwortung, erhöhte Impulsivität, Probleme mit der Ablösung vom Elternhaus, Probleme in Beziehungen zu anderen Menschen (Eltern, Partner) wie z. B. Abgrenzungs- oder Durchsetzungsprobleme, Angst und Unsicherheit in der Beziehung zu anderen Menschen und Probleme im Bereich der Sexualität.

Häufig werden die zugrunde liegenden Problembereiche manchmal erst mit der Veränderung der Symptomatik der Essstörung deutlich oder treten dann in den Vordergrund. Wenn die Patientinnen mithilfe der Therapie in der Lage sind, ihr problematisches Essverhalten zu verändern, kommen manche Problembereiche buchstäblich erst „an die Oberfläche". Mit der Reduktion der primären Symptomatik fällt auch – zumindest teilweise – eine Möglichkeit des Umgangs mit Spannungen oder unangenehmen Gefühlszuständen weg, für die dann neue Bewältigungsstrategien erarbeitet werden müssen. Zu diesem Zeitpunkt besteht gleichzeitig die Gefahr, dass die Patientinnen depressiv werden, da ihre bisherigen Möglichkeiten des Umgangs mit belastenden Gefühlen und Situationen wegfallen, vor denen die Symptomatik sie bisher geschützt hat.

Beispiel

Eine 36-jährige Patientin mit bulimischer Anorexia nervosa kommt in die Therapie, da sie sehr unter dem Erbrechen leidet. Außerdem könne sie körperliche Nähe kaum ertragen und fühle sich sowohl von ihrem Ehemann als auch von ihren beiden Kindern (7 und 5 Jahre) häufig bedrängt, da sie deren Gefühle nur bedingt erwidern könne. Sie geht davon aus, dass sich beide Problembereiche durch Beseitigung der Essstörung bessern könnten, da sie vor ihrem erstmaligen Auftreten (vor 5 Jahren) auch im Bereich körperlicher Nähe keine Probleme gehabt habe. Im Laufe der Therapie kommt es zwar zu einer deutlichen Besserung der Symptomatik, aber immer wieder auch zu Rückfällen. Durch Analyse der entsprechenden auslösenden Situationen wird mit der Zeit deutlich, dass zwei Hauptbereiche zu erhöhter Spannung – und nachfolgend zu Erbrechen regulärer Mahlzeiten – bei der Patientin führen. Anspannung tritt zum einen auf, wenn die Patientin ihre Aufmerksamkeit in besonderer Weise auf ihren Körper richtet (z. B. im Zusammenhang mit Sexualität, Saunabesuchen mit der Familie, beim Kauf neuer Kleidungsstücke), zum anderen, wenn sie sich durch ihren Ehemann oder die Kinder sehr eingeengt fühlt. Der erste Problembereich hängt primär damit zusammen, dass sich die Figur der Patientin nach den beiden Schwangerschaften verändert hat (weniger straffer Busen und Bauch, Dehnungsstreifen, Krampfadern) und sie aus ihrer früheren „tollen Figur" sehr viel Selbstwert zog. Durch restriktives Essen gelang ihr zwar eine deutliche Gewichtsabnahme, die Spuren der Schwangerschaften sind aber weiterhin sichtbar. Ihr Mann hingegen, der auch sehr gewichts- und körperbetont lebt, konnte sein Äußeres unverändert über die letzten Jahre beibehalten. Die Patientin glaubt zu „wissen", dass er es schöner fände, wenn sie wieder ihre alte Figur hätte, obwohl er dies nie explizit geäußert hat. Sobald ihr dieses „Problem" bewusst wird, schränkt sie die Nahrungsaufnahme noch weiter ein, und erbricht auch nach den Mahlzeiten. Hinsichtlich des zweiten Problembereichs wurde im Laufe der Therapie immer deutlicher, dass die Patientin sich sowohl von ihrem Ehemann als auch von den Kindern sehr eingeschränkt fühlte und gelegentlich im Erbrechen eine „Befreiung von allem" empfand. Anschließend entwickelte sie jedoch Schuldgefühle „aufgrund dieses absonderlichen Verhaltens", was zu starkem Rückzugsverhalten, Abwehr von körperlicher Nähe und einer Zunahme von selbstabwertenden Kognitionen und Schuldgefühlen führte.

4.8.2 Bearbeitung der Problembereiche

Für die Bearbeitung der individuell bestehenden Problembereiche gibt es grundsätzlich verschiedene Möglichkeiten, die im Einzelfall in unterschiedlichem Ausmaß Berücksichtigung finden können:

Art der Bearbeitung der Problembereiche

Je nach Art des Konflikts kann eine *Verbesserung der allgemeinen Problemlösefähigkeiten* der Patientin oder der *Aufbau neuer Kompetenzen* (z. B. die Verbesserung sozialer Kompetenzen durch ein Selbstsicherheitstraining) angezeigt sein. Im Falle eines Konflikts mit Eltern oder dem Partner wird der *Einbezug von Familienangehörigen bzw. des Partners* notwendig werden. Weitere Möglichkeiten liegen in der *Planung konkreter, auf kritische Situationen bezogene Alternativen* zum Problemverhalten (z. B. unter Zuhilfenahme von *positiven Aktivitäten*) oder im Einsatz *kognitiver Techniken* (vgl. Kapitel 4.6) zur Korrektur der verzerrten Wahrnehmung zu Körper, Gewicht oder Einstellungen zur eigenen Person.

Einbezug von Angehörigen oder Partnern

In der Praxis empfiehlt sich unseres Erachtens besonders bei Patientinnen, die noch in der Ursprungsfamilie leben, der *Einbezug der Eltern und Geschwister*, bei Patientinnen in einer festen Partnerschaft dementsprechend der *Einbezug des Partners*. Ziel ist es dabei immer, Beziehungsmuster und Verhaltensweisen zu erkennen, die, obgleich meist mit besten Absichten verfolgt, zur Aufrechterhaltung der Essstörung beitragen und gemeinsam Wege zu erarbeiten, wie Familienmitglieder und Partner die Patientin in der Überwindung der Essstörung unterstützen können. Dies kann auch als zusätzliches Behandlungsangebot zu der mit der Patientin durchgeführten Behandlung erfolgen und sollte – je nach Konfliktlage und Therapieverlauf – flexibel gehandhabt werden.

Oftmals werden in der Praxis mehrere der oben genannten Möglichkeiten zur Anwendung kommen. Je nach Art des zugrunde liegenden Problembereichs können diese in unterschiedlicher Reihenfolge notwendig und sinnvoll sein.

Beispiel

Eine 17-jährige, stark untergewichtige Patientin mit Anorexia nervosa kommt in der stationären Therapie zunächst gut voran. Sie nimmt die wöchentlich geforderten 700 g scheinbar problemlos zu und kann ihr Essverhalten bzgl. Regelmäßigkeit, Portionsgrößen und Ausgewogenheit innerhalb von wenigen Wochen nahezu mühelos verändern. Sie wird von den Mitpatienten sehr geschätzt, ist auch in den Gruppentherapien sehr aktiv und unterstützend. Das Team und auch die junge Bezugstherapeutin sind mit dem Therapieverlauf der Patientin sehr zufrieden. Vier Wochen vor Entlassung bricht es jedoch aus ihr heraus: „Ich habe es satt, ständig immer die Erwartungen aller zu erfüllen. Zu Hause halten mich alle für die Starke und auch hier in der Therapie habe ich das Gefühl, niemanden enttäuschen zu dürfen und alle Forderungen erfüllen zu müssen." Nach der Auswertung eines kurz nach der Einzeltherapie stattgefundenen Familiengesprächs wird in der folgenden Supervision deutlich, dass die Patientin aufgrund *eigener höchster Leistungsanforderungen* (die schon vor dem 6. Lebensjahr bei der Patientin zu beobachten waren) bereits vor Beginn der anorektischen Symptomatik unter starken Stress geriet, da die Anforderungen immer zahlreicher wurden. Sie reagierte mit einer ersten depressiven Phase und entwickelte in diesem Zusammenhang eine Appetitlosigkeit mit entsprechendem Gewichtsverlust, was in den nächsten Monaten zum Vollbild einer anorektischen Symptomatik führte. Im weiteren Verlauf der Therapie wurde daher mit der Patientin – neben den Problemen im Essens- und Gewichtsbereich – verstärkt an der Hinterfragung ihrer Leistungsansprüche und der konkreten Umsetzung (im Sinne von Entlastung) im Alltag nach der Klinik gearbeitet.

Zielerreichungsskalierung

Eine für Einzel- wie Gruppentherapie anwendbare Möglichkeit der Strukturierung und Bearbeitung der zugrunde liegenden Problembereiche stellt das *goal-attainment scaling* (Zielerreichungsskalierung) dar. Es handelt sich dabei um eine Art strukturiertes Problemlösevorgehen, bei dem jede Patientin zuerst ihre individuellen Problembereiche beschreibt, anschließend lang- und kurzfristige Ziele formuliert und in der Therapie die konkreten Schritte zur Umsetzung plant, durchführt und zu festgelegten Zeitpunkten anhand einer mehrstufigen Zielerreichungsskala bewertet. Je nach Art der Bewertung der

Schritte werden dann neue Ziele angesteuert oder einzelne Schritte zur Erreichung bisheriger Ziele überdacht und verändert. Diese Art des Vorgehens setzt natürlich voraus, dass die Patientin bereits einige ihrer Problembereiche benennen kann.

Die Patientinnen beginnen oft mit den für sie offensichtlichsten Problemen im Bereich des Essverhaltens und Gewichts. Neben den oben genannten Möglichkeiten der Identifikation der Problembereiche kann die Patientin sich auch an einer Liste mit häufig auftretenden, typischen Problemen orientieren (vgl. auch Jacobi et al., 2016).

Dieses Vorgehen empfiehlt sich vor allem für eine Gruppentherapie, da die Auswahl und Bearbeitung der Problembereiche in der Gruppe für andere Patientinnen Modellcharakter haben. Manche der erarbeiteten Problemlösungsstrategien können von anderen Patientinnen direkt übernommen werden bzw. sie stellen fest, welche Lösungen für sie selbst gar nicht infrage kommen. Die konkreten Schritte zur Erreichung der aufgestellten Ziele können dabei sehr unterschiedlich ausfallen.

Beispiel

Eine 19-jährige Patientin mit Anorexia nervosa beschreibt als wichtigen Problembereich mangelndes Selbstbewusstsein und Selbstvertrauen in verschiedenen Lebensbereichen. Dies äußert sich z. B. in Gefühlen von Unsicherheit im Umgang mit anderen Personen („So wie ich aussehe, mag mich sowieso niemand."), in starken Minderwertigkeitsgefühlen in Leistungs- und Entscheidungssituationen („Die anderen machen sowieso alles besser.", „Wenn ich etwas mache, ist es einfach nie gut genug."), Perfektionismusstreben („Wenn ich etwas nicht perfekt mache, kann ich es gleich lassen.") und in der Unfähigkeit, mit Kritik anderer umzugehen („Ich werde das nie richtig machen.", „Die mögen mich sowieso nicht.", „Am besten versuche ich es erst gar nicht mehr.").

Ein zweiter, damit teilweise in Zusammenhang stehender Problembereich betrifft die Beziehung zu ihren Eltern. Vor allem den Vater hat die Patientin immer als großes Vorbild erlebt, der alle Dinge im Leben perfekt, souverän und, ohne sich durch Gefühle beeinträchtigen zu lassen, zu meistern scheint. Zeichen von Schwäche (körperlicher und seelischer Art) hat die Patientin fast nie an ihm erlebt, er hat – in ihren Augen – immer alle Situationen im Griff. In Auseinandersetzungen mit ihm bzw. in Situationen, in denen sie anderer Meinung ist, erlebt sie ihn als stets gut informiert, kompetent, schlagfertig und sachlich, sich selbst hingegen als hilflos, unfähig, inkompetent und unterlegen. Eine andersartige Meinung traut sie sich daher auch kaum noch zu äußern. Entscheidungen trifft sie fast nie, ohne die Eltern zu fragen, da sie befürchtet, wichtige Punkte zu übersehen bzw. glaubt zu wissen, dass diese es sowieso besser machen würden. Dadurch ist die Patientin einerseits noch stark an ihr Elternhaus gebunden und fühlt sich in vielen Bereichen sehr unselbstständig, andererseits kommt es im Zusammenhang mit Entscheidungen häufig zu Streit mit den Eltern, v.a. dem Vater.

Für die genannten Problembereiche hat die Patientin die folgenden Ziele und Schritte formuliert:

- *Langfristiges Ziel:* Selbstwertgefühl im Leistungsbereich verbessern.
- *Kurzfristige Ziele/Schritte:*
  - In Leistungssituationen nicht immer nur Spitzenleistungen erwarten; Anforderungen an mich selbst reduzieren (mit „gut" statt „sehr gut" zufrieden sein).
  - Eigene Erfolge/Teilerfolge besser wahrnehmen (aufschreiben!) und anerkennen.
  - Misserfolge akzeptieren, ohne mich deshalb gleich zu verachten; sie neu bewerten, daraus für die Zukunft lernen.
  - In Situationen, in denen ich mich unter Druck fühle (z.B. wenn ich beim Job Fehler mache), überlegen und aufschreiben, welche anderen (menschlichen) Fähigkeiten, die ich habe, hier noch wichtig sind.

- *Langfristiges Ziel:* Loslösung vom Elternhaus, allgemein mehr Unabhängigkeit.
- *Kurzfristige Ziele/Schritte:*
  - Mit den Eltern besprechen, dass ich ausziehen möchte, und Auszug aus dem elterlichen Haus.
  - Danach erst wieder langsame Annäherung, damit auch wieder vernünftige Gespräche geführt werden können, ohne gleich in Streit auszubrechen.
  - Mir klarer über meine beruflichen Pläne werden; dafür erst einmal selbst Informationen einholen. Mir überlegen, inwieweit ich meine Eltern einbeziehen will und was ich allein entscheiden möchte.
  - Meinen Eltern deutlich machen, dass ich mich an sie wende, wenn ich ihre Hilfe möchte und nicht möchte, dass sie mir sagen, was die beste Lösung wäre.

4.9 Stabilisierung, Rückfallanalyse und Rückfallprophylaxe

Stabilisierung von Veränderungen

In der letzten Phase der Therapie stehen die Stabilisierung des veränderten Verhaltens und der Umgang mit kritischen Situationen oder Rückfällen zunehmend im Vordergrund. Die bislang verwendeten Strategien zur Veränderung des problematischen Verhaltens (sowohl bezogen auf das Essverhalten als auch auf die zugrunde liegenden Problembereiche) sollen weitergeführt werden. Mit einem schrittweisen Ausblenden der Therapie kann dann festgestellt werden, inwieweit diese Veränderungen auch unabhängig von der Therapeutin stabil bleiben. Gleichzeitig sollen andere externe Kontrollen (soweit bislang berücksichtigt) abgebaut werden, die Patientinnen sollen sich z. B. bei ihren Mahlzeiten weniger stark von kognitiver Steuerung beeinflussen lassen, sondern sich vermehrt nach Hunger- und Sättigungsgefühlen richten.

Identifikation und Analyse von Rückfallsituationen

Hat sich im Rahmen der bisherigen Therapie die primäre Symptomatik gebessert oder ist die Patientin inzwischen weitgehend symptomfrei, geht es jetzt in erster Linie darum, die auftretenden Rückfall- oder Risikosituationen zu erkennen und hinsichtlich ihrer Auslösebedingungen zu analysieren. Hierfür können z. B. die zu Beginn der Therapie verwendeten Selbstbeobachtungsbögen benutzt werden. Die Art der Auslöser hat sich vermutlich gegenüber dem Beginn der Behandlung verändert. Sofern sich das Essverhalten – zumindest teilweise – normalisiert hat, wird beispielsweise Hunger als Auslöser für Essanfälle weniger häufig auftreten. Hingegen werden die noch bestehenden Problembereiche eine stärkere Rolle spielen und es muss deutlich werden, an welchen dieser Problembereiche die Patientin auch nach Beendigung der Therapie weiterarbeiten muss. Diese sowie die in der Vergangenheit erfolgreichen Strategien kann sie zusammenfassend notieren und in Krisensituationen als Erinnerungshilfe verwenden.

Im Anschluss an eine stationäre Behandlung wird bei den meisten Patientinnen zur Stabilisierung der Veränderungen eine weiterführende ambulante Therapie notwendig sein. Im geschützten Rahmen der Klinik sind Veränderungen zwar einerseits leichter erreichbar, andererseits aber beim Übergang in den Alltag auch oftmals weniger stabil. Bei Patientinnen in schwierigen sozialen oder familiären Situationen stellt sich häufig auch die Frage nach dem Auszug aus dem Elternhaus und damit nach alternativen Wohnmöglichkeiten. Speziell für Patientinnen mit Essstörungen sind z. B. von der Selbsthilfeorganisation ANAD (vgl. www.anad.de) in den letzten Jahren Wohnprojekte i. S. eines betreuten Wohnens entwickelt worden, die den Übergang in den Alltag im Anschluss an einen Klinikaufenthalt erleichtern, wobei sie die Stabilität der erzielten Veränderungen (z. B. hinsichtlich des Gewichts) voraussetzen. Allerdings sind Angebote in diesem Bereich sehr beschränkt. Generell wäre ein größeres Angebot an Behandlungsmöglichkeiten im halbstationären oder tagesklinischen Bereich bzw. die Möglichkeit eines flexibleren Wechsels zwischen ambulantem und stationärem Vorgehen für Patientinnen mit Essstörungen wünschenswert.

5 Stand der Therapieforschung

Kaum kontrollierte Therapiestudien bei AN

Die Therapieforschung zur Behandlung der Anorexia nervosa ist gekennzeichnet durch einen gravierenden Mangel an kontrollierten Studien sowie einer Vielfalt anderer methodischer Probleme erschwert (Deutsche Gesellschaft für Essstörungen [DGESS] et al., 2019; Hay, Claudino, Touyz & Abd Elbaky, 2015; National Guideline Alliance, 2017). Aussagen zur Wirksamkeit spezifischer Behandlungsansätze können daher kaum getroffen werden. Die nachfolgenden Aussagen müssen daher unter diesen generellen Vorbehalten betrachtet werden.

5.1 Psychotherapeutische Verfahren

Die ersten (unkontrollierten) Studien zur Behandlung der Anorexia nervosa stammen aus den 1960er Jahren. Die damals in erster Linie angewandten Techniken (systematische Desensibilisierung, Informationsfeedback, Contract Management-Techniken, operante Verfahren) gehören zu den verhaltenstherapeutischen Methoden. Contract Management und operante Verfahren werden auch heute noch eingesetzt, allerdings meist eingebettet in ein stationäres Behandlungskonzept. In den wenigen kontrollierten Studien kamen ebenfalls überwiegend verhaltenstherapeutische Verfahren zur Anwendung bzw. waren auch im Rahmen von psychodynamischen Ansätzen Bestandteil des Gesamtkonzepts. Insgesamt wird die Beurteilung der Wirksamkeit durch die kleine Zahl kontrollierter Studien, die Konfundierung der dort eingesetzten Verfahren mit vielfältigen anderen Methoden sowie eine Vielzahl anderer methodischer Schwierigkeiten erheblich erschwert (vgl. Hay, Claudino et al., 2015). Zusammenfassend lässt sich feststellen, dass die kurzfristige Wirksamkeit operanter verhaltenstherapeutischer Methoden zur Gewichtssteigerung gut belegt ist, während sich zu ihrer langfristigen Wirksamkeit aus Mangel an kontrollierten Therapiestudien wenig sagen lässt. Verhaltenstherapeutische Behandlungskonzepte scheinen zu einer schnelleren Gewichtszunahme mit kürzerem stationären Aufenthalt gegenüber anderen Konzepten zu führen. Die zu einseitige Betonung dieses Aspekts kann jedoch problematisch sein, da Rate und Geschwindigkeit der Gewichtszunahme keinen Prädiktor für den langfristigen Erfolg darstellen. Inwieweit die zusätzliche Anwendung kognitiver Techniken zur Korrektur der verzerrten Einstellungen und Überzeugungen gegenüber einem eher behavioral orientierten Vorgehen einen Vorteil bringt, war lange unklar (Channon, De Silva, Hemsley & Perkins, 1989). Eine Kognitive Verhaltenstherapie erwies sich aber im Vergleich zu einer reinen Diätberatung über eine Dauer von sechs Monaten als deutlich überlegen, auch wenn diese im Anschluss an eine stationäre Behandlung über ein Jahr durchgeführt wurde (Pike, Walsh, Vitousek, Wilson & Bauer, 2003).

Von psychodynamischer Seite wird die Notwendigkeit einer (auch) symptomorientierten Behandlungskomponente und Gewichtsnormalisierung inzwischen ebenfalls betont. Herzog, Hartmann und Falk (1996) stellten im Rahmen eines naturalistischen Designs mit konsekutiv aufgenommenen Patientinnen mit Anorexia nervosa fest, dass diejenigen Patientinnen, deren stationäre psychoanalytisch orientierte Behandlung auch eine strukturierte, auf Gewichtssteigerung abzielende Behandlungskomponente enthielt, signifikant besser hinsichtlich der Gewichtsrestitution abschnitten als Patientinnen, deren stationäre Behandlung diese Komponente nicht enthielt. Unsere eigenen Erfahrungen zeigen, dass das Erreichen des „Zielgewichts" (in der Regel ein BMI von 20 kg/m^2) im Rahmen einer stationären verhaltenstherapeutischen Behandlung mit einer besseren langfristigen Prognose (drei Jahre später) einhergeht.

Erreichen des Zielgewichts verbessert Prognose

Eine Untersuchung zum Vergleich von einjähriger psychoanalytische Fokaltherapie, kognitiv-analytischer Therapie, Familientherapie und niedrigschwelliger ambulanter Routinebehandlung fand einen Vorteil beider spezifischen Behandlungen gegenüber der Routinebehandlung in Bezug auf die Gewichtssteigerung (Dare, Eisler, Russell, Treasure & Dodge, 2001). Im Gegensatz dazu fanden McIntosh et al. (2005) keine BMI-Unterschiede zwischen der spezialisierten klinischen Behandlung, kognitiv-behavioraler Therapie und Interpersoneller Therapie.

Auch alle weiteren klinischen Studien fanden keine Unterschiede zumindest im Hinblick auf den BMI, teils auch nicht in Bezug auf weitere Merkmale: Lock et al. (2013) verglichen reine kognitive Verhaltenstherapie (CBT) über sechs Monate mit einer Kombination aus „cognitive remediation therapy" (zwei Monate) und viermonatiger CBT und konnten lediglich eine Überlegenheit hinsichtlich kognitiver Beeinträchtigungen in der letzteren Gruppe feststellen. Der Gewichtszuwachs war eher gering. Zipfel et al. (2014) verglichen in einer randomisierten, kontrollierten Untersuchung die Wirksamkeit einer ambulanten psychodynamischen Fokaltherapie, einer neueren Variante kognitiv-behavioraler Therapie sowie einer optimierten Form einer Routinebehandlung. Es ergaben sich nach Abschluss der Behandlung sowie zum Follow-up-Zeitpunkt weder signifikante Unterschiede in der globalen Outcomevariable noch signifikante BMI-Unterschiede. Der BMI zeigte in allen Untersuchungsgruppen eine (klinisch geringe) Steigerung um 1.2 bis 1.6 BMI-Punkte. Ganz ähnlich fanden Schmidt et al. (2015) in einem Vergleich eines spezifischen, vom Maudsley Hospital entwickelten Vorgehens (MANTRA) mit einer spezialisierten supportiven (Routine-)Behandlung bei einer relativ großen Stichprobe von PatientInnen mit Anorexia nervosa keine bedeutsamen Unterschiede in Bezug auf den signifikant gesteigerten BMI zum Behandlungsende und zur Katamnese.

Insgesamt können also derzeit aufgrund der geringen Anzahl an Studien und ihrer methodischen Limitationen keine klaren Schlussfolgerungen zur Wirksamkeit spezifischer psychotherapeutischer Behandlungsansätze für junge erwachsene Patientinnen mit Anorexia nervosa gezogen werden. Im Hinblick auf die bestenfalls geringe Überlegenheit spezifischer Ansätze mit ambulanter bzw. klinischer Routinebehandlung ist zu bedenken, dass diese in der Regel hochspezialisiert war und nicht zwangsläufig die übliche ambulante Behandlungspraxis reflektiert.

5.2 Familientherapie

Zu den wenigen kontrollierten Studien zur Behandlung der Anorexia nervosa gehören auch einige wenige Studien mit familientherapeutischem Vorgehen. Eine der ersten Untersuchungen verglich ein familientherapeutisches mit einem supportiven einzeltherapeutischen Vorgehen (Russell, Szmukler, Dare & Eisler, 1987). Das familientherapeutische Vorgehen erwies sich nur bei Patientinnen, deren Erkrankung vor dem Alter von 19 Jahren begonnen und maximal drei Jahre gedauert hatte, gegenüber der Einzeltherapie überlegen.

Familientherapeutisches Vorgehen bei jüngeren Patientinnen

Neuere Studien verglichen verschiedene Formen von Familientherapie miteinander bzw. mit anderen Formen von Psychotherapie (z. B. Agras et al., 2014; Lock et al., 2010) oder unterschiedliche Dosen familientherapeutischer Interventionen. Insgesamt scheint es schwache Belege dafür zu geben, dass Familientherapie einer Routinebehandlung überlegen ist (Fisher, Hetrick & Rushford, 2010). Im Vergleich zu anderen psychotherapeutischen Interventionen zeigt sich zwar nicht unmittelbar nach Behandlungsende, aber 6 bis 12 Monate später eine Überlegenheit familientherapeutischer Ansätze (Couturier, Kimber & Szatmari, 2013). Allerdings muss einschränkend berücksichtigt werden, dass diese Aussagen auf einer sehr geringen Anzahl von Studien und möglichen Vergleichen beruhen.

5.3 Pharmakotherapie

Die Bewertung der Effekte kontrollierter pharmakologischer Studien bei Anorexia nervosa ist ähnlich schwierig wie die Bewertung der psychotherapeutischen Verfahren (vgl. Claudino et al., 2006; Deutsche Gesellschaft für Essstörungen [DGESS] et al., 2019). In der Regel wurde die pharmakologische Behandlung im Rahmen eines stationären Aufenthaltes durchgeführt und die Patientinnen erhielten fast immer umfangreiche zusätzliche psychosoziale Behandlungsangebote, sodass unklar ist, worauf mögliche Effekte zurückzuführen sind. Die Dauer der medikamentösen Behandlung ist gegenüber der Behandlungsdauer in den Psychotherapiestudien sehr viel kürzer, die Zahl Placebo-kontrollierter Studien klein. Metaanalysen sind daher kaum durchführbar. Die Effekte der verschiedenen untersuchten Medikamente (Antidepressiva, Neuroleptika erster und zweiter Generation, Cyproheptadine u. a.) sind überwiegend schwach bis nicht nachweisbar. Für die akute Phase bzw. zur Gewichtssteigerung gelten daher sowohl Antidepressiva, Neuroleptika als auch sonstige Pharmaka als nicht geeignet. Für die Behandlung assoziierter Symptome, wie z. B. Zwänge, Hyperaktivität und erhebliche Gewichtsängste, wird im Einzelfall der Einsatz von Olanzapin (ein Antipsychotikum zweiter Generation) empfohlen. Auch Antidepressiva werden in der klinischen Praxis zwar häufiger zur Behandlung der depressiven Begleitsymptomatik eingesetzt. Allerdings gibt es für diese Praxis keine ausreichende Evidenz.

Außerhalb der akuten Phase liefert eine ältere Studie (Kaye et al., 2001) Hinweise dafür, dass eine pharmakologische Behandlung mit Fluoxetin *im Anschluss* an eine stationäre Behandlung mit Gewichtsrestitution das langfristige Ergebnis ein Jahr nach Beendigung der stationären Behandlung sowohl hinsichtlich des Essverhaltens als auch hinsichtlich Depressivität und Zwanghaftigkeit verbesserte. Die *kombinierte* Behandlung mit Fluoxetin im Rahmen stationärer Therapie scheint allerdings keinen Vorteil zu bringen. Mit Ausnahme der Studie von Kaye et al. (2001) kann aufgrund der Ergebnisse der pharmakologischen Studien mit unterschiedlichen Medikamenten nicht davon ausgegangen werden, dass diese einen bedeutsamen Einfluss auf die kurz- und langfristige Beeinflussung des Gewichts, der spezifischen Einstellungen zu Körper und Gewicht und der Stimmung haben.

Geringe Effekte pharmakologischer Behandlung

Auf dem Hintergrund der aktuellen Befunde wird die Evidenz für eine pharmakologische Behandlung mit Antidepressiva und Antipsychotika in der S3-Leitlinie für Essstörungen als insgesamt unbefriedigend beurteilt (Deutsche Gesellschaft für Essstörungen [DGESS] et al., 2019). Die Fachgesellschaften kommen im Rahmen ihrer aktuellen Empfehlungen zu dem Ergebnis, dass es keine Indikation für eine pharmakologische Behandlung der Anorexia nervosa gibt, sondern dass eine evidenzbasierte Psychotherapie die Methode der ersten Wahl darstellt.

6 Fallbeispiel

6.1 Erstgespräch (Sprechstunde)

Die 19-jährige J. kommt allein zum Erstgespräch und berichtet, dass sie sich darum sorge, ihr Studium nicht mehr zu schaffen. Sie könne sich nur noch schlecht konzentrieren und habe Probleme mit dem Kreislauf. Der Hausarzt habe angeraten, sich bei einer Psychotherapeutin vorzustellen, da sie wohl zu wenig esse. Sie erscheint abgemagert und erschöpft.

Auf Nachfrage berichtet die Patientin, erstmals vor etwa 3 Jahren deutlich abgenommen zu haben. Mit einem Gewicht von etwa 62 kg bei 1,64 m Körpergröße (BMI 23,1 kg/m^2) habe sie sich damals als viel zu dick wahrgenommen. Verstärkt habe sich das Problem mit dem Übertritt in die gymnasiale Oberstufe. Die Auflösung der Klassenstrukturen habe sie sehr verunsichert und sie habe viel dafür getan, dazuzugehören und so zu sein wie die anderen. Sie habe viel Zeit mit einer Gruppe von Mädchen verbracht, denen Mode und Äußerlichkeiten sehr wichtig gewesen sei. Sie habe dann eine Diät begonnen, bis auf etwa 45 kg (BMI 16,7 kg/m^2) abgenommen. Sie habe sich zu dieser Zeit von ihrer Mutter stark eingeengt gefühlt, sei deren einzige Bezugsperson gewesen. Die Beschäftigung mit gesunder Ernährung, Diäten, Make-up und Mode sei ein Bereich gewesen, mit dem sie sich habe abgrenzen können. In den nächsten Monaten sei das Gewicht wieder gestiegen, aber mit dem Start der Abiturvorbereitungen sei sie dann wieder abgerutscht. Es habe in der Zeit auch Konflikte mit dem Freund gegeben, der viel Zeit mit einer gemeinsamen Freundin verbracht habe, die die Patientin als schlanker und attraktiver wahrgenommen habe. Seit dem Auszug von zu Hause vor einem halben Jahr sei das Gewicht sehr niedrig.

Ihr Essverhalten beschreibt die Patientin als sehr restriktiv, eingeschränkt auf wenige Lebensmittel (Knäckebrot, Frischkäse, Gemüse) und geringe Mengen. Häufig lasse sie auch Mahlzeiten aus. Essen sei inzwischen etwas, was sie sich verdienen müsse, aber das sei doch eigentlich normal. Essanfälle und kompensatorische Maßnahmen werden verneint. Ihren Körper empfinde sie mit dem jetzigen Gewicht (38 kg, biografisches Minimalgewicht, BMI 14,3 kg/m^2) an Armen und Beinen als etwas zu dünn und auch die Müdigkeit und die Konzentrationsprobleme würden sie stören. Die Menstruation der Patientin sei regelmäßig, seit sie die Pille einnehme. Davor sei sie aber über längere Zeit ausgeblieben. Sie könne sich deshalb eine Gewichtszunahme bis auf 45 kg eigentlich gut vorstellen, bekomme aber Magenschmerzen, wenn sie mehr esse als bisher. Die Frage, ob sie sich grundsätzlich auch eine stationäre Behandlung vorstellen kann, verneint J. vehement.

Die Therapeutin gibt J. eine Rückmeldung über die vorläufige Diagnose (Anorexia nervosa, F50.0) und informiert sie über den allgemeinen Ablauf einer Psychotherapie. Sie bestärkt J. in ihrem Wunsch, an Gewicht zuzunehmen. Um sich ein genaueres Bild über das aktuelle Essverhalten machen zu können, bittet die Therapeutin J., bis zum nächsten Termin täglich ihr Essverhalten zu protokollieren. Dabei ist es J. freigestellt, ob sie dazu eine geeignete Smartphone-App oder Papierprotokolle nutzen will. J. entscheidet sich für die App und installiert sie auf ihrem Smartphone. Um das Vorgehen zu erläutern, füllt J. gemeinsam mit der Therapeutin noch in der Sitzung das Essprotokoll für den vorigen Tag aus. Zum Abschluss des Gesprächs erhebt die Therapeutin die Körpergröße sowie das aktuelle Gewicht von J.

Es wird ein neuer Termin eine Woche später vereinbart. In der Zwischenzeit soll J. die Essprotokolle führen sowie einen Termin beim Hausarzt für eine körperliche Untersuchung machen. Die Therapeutin gibt J. einen Brief an den Hausarzt mit, der neben einer Schweigepflichtsentbindung für den Konsiliarbericht auch Informationen zur Bestimmung des körperlichen Risikos bei Magersucht enthält.

6.2 Zweites Gespräch (Probatorik)

Im ersten Teil des Gespräches erfragt die Therapeutin die biografische Anamnese. J. berichtet, zum Studium in die Stadt gekommen zu sein und seit einem Jahr allein in einem Apartment eines Studentenwohnheims zu leben. Sie studiere Medizin, das sei schon immer ihr Traum gewesen. Seit der Schulzeit sei sie in einer Partnerschaft mit einem ehemaligen Schulkameraden, die Beziehung sei jedoch problematisch, seit man nicht mehr in derselben Stadt wohne. Am Studienort habe die Patientin sich einen stabilen Freundeskreis aufgebaut, in dem Äußerlichkeiten keine große Rolle spielen. In sozialen Netzwerken sei sie nicht aktiv. In ihrer Freizeit spiele sie Klarinette und schreibe Literaturkritiken.

Bis zum Abitur habe sie bei ihrer Mutter gewohnt. Die Eltern hätten sich scheiden lassen, als J. 8 Jahre alt gewesen sei. Nach der Scheidung der Eltern habe die Patientin sich sehr zurückgezogen, sei vernünftiger und ernster geworden. Insbesondere die Abnabelung von der Mutter habe sie als schwierig empfunden, da die Mutter nach der Scheidung sonst niemanden gehabt habe. Die Mutter sei Hausfrau und habe ihr ganzes Leben nach J. ausgerichtet und sei immer sehr besorgt um J. gewesen. Der Vater habe keine große Rolle in ihrem Leben gespielt. Auf Nachfrage, wie sie sich diese Sorge erkläre, berichtet J., bei ihrer Geburt zum erwarteten Termin nur 1.500 g gewogen zu haben. Als Kind habe sie außerdem häufig an Infekten gelitten, sei im Kleinkind- und

Kindergartenalter mehrmals wegen Lungenentzündungen stationär behandelt worden und habe im 7. Lebensjahr einen Blinddarmdurchbruch gehabt.

Im zweiten Teil des Gespräches besprechen J. und die Therapeutin die Essprotokolle der letzten Woche. J. hat sehr sorgfältig alle Lebensmittel notiert, die sie gegessen hat, in der Spalte „Gedanken und Gefühle" hingegen steht jedes Mal nur „voll". An den meisten Tagen hat J. Mittag- und Abendessen eingenommen, am Wochenende zusätzlich gefrühstückt. Auf Nachfrage berichtet sie, diese Tage mit dem Freund verbracht zu haben. Alle Mahlzeiten fallen sehr klein aus, die gewählten Lebensmittel sind energiearm, außerdem gibt es wenig Abwechslung im Speiseplan der Patientin. Die Therapeutin gibt J. eine Rückmeldung zu ihrem Essverhalten. Sie erklärt, dass J. deutlich unter ihrem Energiebedarf bleibt und gibt Informationen dazu, wie J.s Konzentrationsschwierigkeiten und Kreislaufprobleme mit dem Energiedefizit zusammenhängen. Die Therapeutin erklärt die Bedeutung eines gesunden Körpergewichts und erstellt mit J. eine anamnestische Gewichtskurve. Sie meldet J. zurück, dass sich ihr Gewicht bei ausreichender Energiezufuhr bei vermutlich deutlich mehr als den von der Patientin gewünschten 45 kg einpendeln würde. Zuletzt legen J. und die Therapeutin anhand der Essprotokolle ein erstes Veränderungsziel für die nächste Woche fest. Sie vereinbaren, dass J. an allen Tagen ein Frühstück einnimmt, ohne die anderen Mahlzeiten zu verändern. Sie vereinbaren zudem auch konkret, welche Lebensmittel J. zum Frühstück essen wird und in welcher Menge.

6.3 Drittes Gespräch (Probatorik)

Im ersten Teil der Sitzung beginnen J. und die Therapeutin mit der Erarbeitung eines individuellen Störungsmodells. Darin fließen die bereits erhobenen Informationen zur Anamnese mit ein. Im Gespräch werden neben anorexietypische Kognitionen, einer gedanklichen Einengung auf die Thematik von Essverhalten und Gewicht und einer Gewichtsphobie auch ein geringes Selbstwertgefühl und perfektionistische Leistungsansprüche sowie erhebliche Defizite bzgl. Gefühlswahrnehmung und -ausdruck deutlich, die als auslösende und aufrechterhaltende Bedingungen eine Rolle spielen. Es entsteht der Eindruck, dass die Trennung der Eltern und die als vereinnahmend erlebte Beziehung zur Mutter die Ausbildung eines angemessenen Selbstwertgefühls sowie eine Klarheit bzgl. eigener Ziele und Präferenzen deutlich beeinträchtigt haben. Die Funktionalität der anorektischen Symptomatik ist dabei unter anderem in dem Versuch zu sehen, zumindest in einem Lebensbereich eigene Entscheidungen zu treffen, zum anderen dient diese zur Stabilisierung des Selbstwertgefühls über zunächst erhaltene Anerkennung und die erlebte Kontrolle über den Körper. Aus diesem vorläufigen Störungsmodell leiten J. und die Therapeutin gemeinsam Therapieziele ab. Die Therapeutin macht deutlich, dass die Normalisierung des Essverhaltens Vorrang vor allen anderen Therapiezielen hat. Sie erklärt, dass die Besprechung der Essprotokolle in der ersten Therapiephase viel Raum einnehmen wird und umso mehr in den Hintergrund treten wird, je mehr sich J. einer regelmäßigen und ausreichenden Energiezufuhr annähert.

Im zweiten Teil des Gespräches besprechen J. und die Therapeutin wieder die Essprotokolle der letzten Woche. J. hat wie vereinbart jeden Tag ein Frühstück eingenommen, aber in geringerer Menge als abgesprochen. Die Therapeutin lobt J. für den Teilerfolg und bittet sie um eine Einschätzung dazu, wie sich das Gewicht seit dem letzten Wiegen verändert hat – J. vermutet eine Zunahme um 1 bis 2 kg. Danach überprüfen beide gemeinsam diese Einschätzung, indem die Therapeutin J. wiegt. Da das Gewicht unverändert ist, bespricht die Therapeutin mit J., dass diese ihren Energiebedarf wohl deutlich unterschätzt hat. Die Therapeutin händigt J. einen Musterernährungsplan aus und bittet J., diesen mit ihrem eigenen Essprotokoll zu vergleichen. J. äußert, auf keinen Fall so viel essen zu können, wie auf dem Plan steht. Die Therapeutin macht deutlich, dass eine schrittweise Annäherung ausreichend ist und dass es in der ersten Phase der Therapie in jeder Sitzung darum gehen wird, festzulegen, was der nächste Schritt ist. Für die nächste Woche einigen sich J. und die Therapeutin auf die Beibehaltung der drei Hauptmahlzeiten sowie die Einführung einer zusätzlichen Zwischenmahlzeit. Die Therapeutin erklärt außerdem, warum es wichtig ist, Lebensmittel mit hoher Energiedichte in den Speiseplan einzubeziehen, wenn eine Gewichtszunahme angestrebt wird.

6.4 Viertes Gespräch (Probatorik)

Das Gespräch beginnt mit der Besprechung der Essprotokolle und der Überprüfung des Gewichts. Die Patientin hat an der Mehrzahl der Tage drei Hauptmahlzeiten und eine Zwischenmahlzeit gegessen, aber ausschließlich Lebensmittel mit niedriger Energiedichte gewählt. Die Therapeutin lobt die Patientin für die ersten Schritte in Richtung Veränderung, nimmt die Entwicklung aber ebenfalls zum Anlass, Ängsten und Befürchtungen der Patientin in Bezug auf eine Veränderung des Essverhaltens und einer Gewichtszunahme zu thematisieren. J. erstellt unter Anleitung der Therapeutin eine Pro- und Kontraliste, in der sie Vor- und Nachteile eines Lebens mit und ohne Essstörung sowohl in der Gegenwart als auch in 1 bis 2 Jahren notiert. Zum Abschluss der Sitzung greift die Therapeutin das Thema einer stationären Therapie, das im Erstgespräch nur kurz angerissen wurde, wieder auf und erklärt J., dass eine ausschließlich ambulante Behandlung bei ausgeprägtem Untergewicht eine große Herausforderung sein wird. Sie gibt J. Informationen über den Ablauf und die Vorteile einer stationären Behandlung. J. räumt ein, dass eine Veränderung des Essverhaltens viel schwieriger sei, als sie sich vorgestellt habe, möchte es aber trotzdem zunächst weiter ambulant versuchen. Die Therapeutin vereinbart mit J., in der nächsten Sitzung genauer darüber zu sprechen, unter welchen Bedingungen eine ambulante Behandlung ausreichend ist. Bezüglich des Essverhaltens wird vereinbart, die Anzahl der Mahlzeiten beizubehalten. Zusätzlich schreibt J. Lebensmittel, die ihr Angst machen auf eine „Schwarze Liste" und es werden Vereinbarungen darüber getroffen, welche dieser Lebensmittel J. in der kommenden Woche in welche Mahlzeiten einbinden wird.

6.5 Fünftes Gespräch (Probatorik)

Die Therapeutin greift das Thema der letzten Sitzung auf und bespricht mit J., unter welchen Bedingungen eine alleinige ambulante Therapie durchgeführt werden kann. Inzwischen liegt der Konsiliarbericht des Hausarztes vor; es besteht keine akute körperliche Gefährdung der Patientin. Die Therapeutin macht J. deutlich, dass J. zeigen muss, dass eine ambulante Behandlung ausreicht, und nennt Bedingungen dafür. Sie erklärt J. aber auch, dass sie bereits jetzt einen Anspruch auf die intensivere Unterstützung durch eine Klinik hat, wenn sie das möchte.

Die Therapeutin nennt J. folgende Bedingungen für die ambulante Behandlung: J. muss weiterhin regelmäßig Essprotokolle führen. Sie muss von nun an jede Woche an Gewicht zunehmen, es wird zunächst eine Mindestzunahme von 500g vereinbart. Dazu soll J. regelmäßige Mahlzeiten einnehmen und angstbesetzte Lebensmittel schrittweise wieder in die Ernährung einbeziehen. J. wird vor jeder Sitzung von der Therapeutin gewogen. J. muss einmal im Monat vom Hausarzt ihren körperlichen Zustand beurteilen lassen und die Therapeutin muss dazu eine Rückmeldung vom Hausarzt erhalten.

Die Therapeutin erläutert J. auch das Vorgehen zur Beantragung einer stationären Therapie und weist auf die langen Wartezeiten hin. Sie legt J. nahe, die stationäre Therapie bereits zu beantragen, auch wenn sich später herausstellen sollte, dass sie sie nicht benötigt. J. willigt in die Behandlungsbedingungen ein.

Im zweiten Teil der Sitzung leiten J. und die Therapeutin aus dem Störungsmodell, das sie vor einigen Wochen gemeinsam erarbeitet haben, konkrete Behandlungsziele ab:

- Stabilisierung des Essverhaltens unter Einhaltung einer 5-Mahlzeitenstruktur, bestehend aus drei Haupt- und zwei Zwischenmahlzeiten unter Einbeziehung angstbesetzter energiereicher Lebensmittel in die tägliche Ernährung.

- Wöchentliche Zunahme von durchschnittlich 500 g bis zum Mindestzielgewicht von 53 kg, entsprechend einem BMI von 20 kg/m^2.
- Förderung von Gefühlswahrnehmung und -ausdruck.
- Verbesserung der Körperakzeptanz.
- Aufbau sozialer Kompetenzen, insbesondere bzgl. der Äußerung von Gefühlen und Bedürfnissen.
- Bearbeitung hinderlicher Gedanken und Einstellungen, insbesondere perfektionistischer Leistungsansprüche.
- Aufbau eines angemessenen Selbstwertgefühls.

Die Therapeutin vereinbart mit J., dass zunächst 12 Therapiestunden beantragt (KZT1) und nach acht Sitzungen entschieden werden soll, ob weitere Therapiestunden beantragt werden oder ob zunächst eine stationäre Behandlung durchgeführt werden muss. Grundlage für diese Entscheidung ist die Entwicklung des Gewichts der Patientin.

6.6 Kurzzeittherapie 1 (Stunde 1 bis 12)

Im ersten Teil jeder Sitzung besprechen J. und die Therapeutin die Essprotokolle und leiten Veränderungsziele für die nächste Woche ab. J. gelingt es nur in ersten Ansätzen, die aufgenommene Nahrungsmenge zu erhöhen. Anhand der Bearbeitung ihrer detaillierten Essprotokolle übt sie gezielt, angstbesetzte energiereiche Lebensmittel in die tägliche Ernährung mit einzubeziehen. Hier kann sie das Spektrum der ausgewählten Nahrungsmittel etwas erweitern, zeigt aber weiterhin deutliches Vermeidungsverhalten, insbesondere bezüglich fetthaltiger Nahrungsmittel. In jeder Sitzung werden deshalb J.s Ängste und Befürchtungen sowie ihre Veränderungsmotivation thematisiert. Sie führt dazu verschiedene Hausaufgaben durch (Brief an meinen Körper, mein Leben vor der Essstörung, meine Rolle als Frau).

Bis zur achten Sitzung erreicht J. eine Gewichtszunahme von nur etwa 1 kg. Ihr Denken erscheint ausgesprochen fixiert auf die Thematik von Essverhalten und Gewicht, sodass eine Bearbeitung zugrunde liegender Problembereiche sich als sehr schwierig darstellt.

Die Therapeutin teilt J. deshalb nach der achten Sitzung mit, zunächst keine Verlängerung der ambulanten Behandlung zu beantragen, sondern den Klinikaufenthalt abzuwarten. Da bereits zum Abschluss der Probatorik vorsorglich eine stationäre Behandlung beantragt wurde, liegt die Bewilligung bereits vor. Bis zum Aufnahmetermin in einer spezialisierten Fachklinik sind es noch zwei Monate, deshalb werden von nun an 14-tägige Intervalle zur Überbrückung dieses Zeitraums vereinbart. Die verbleibenden vier Sitzungen werden zur intensiven Motivationsklärung der Patientin genutzt.

6.7 Stationäre Behandlung (12 Wochen)

Der Kostenträger bewilligt zunächst einen sechswöchigen stationären Aufenthalt in einer Psychosomatischen Rehabilitationsklinik. In der Klinik erhält J. ein bis zwei Einzeltherapiesitzungen in der Woche und nimmt zusätzlich an einem Therapieprogramm für Patienten und Patientinnen mit Essstörungen teil, das die Besprechung des Essverhaltens in der Gruppe, Körperbildtherapie, eine angeleitete Kochgruppe, Einkaufstraining und Problemlösetraining umfasst. Zusätzlich erlernt sie Autogenes Training und nutzt Angebote der Kunsttherapie. Zur Verbesserung von Körperakzeptanz und Entspannungsfähigkeit werden außerdem Massagen verordnet. An den sporttherapeutischen Angeboten der Klinik darf J. wegen des bestehenden Untergewichtes nicht teilnehmen.

J. beteiligt sich nach einigen Schwierigkeiten bei der Eingewöhnung in den stationären Alltag sehr aktiv an allen Gruppentherapien, setzt alle therapeutischen Aufgaben konsequent um, hat guten Zugang zum Bedingungsmodell und der Funktionalität ihrer Erkrankung. Sie verarbeitet Kritik konstruktiv und gelangt zu eigenen Lösungsmöglichkeiten.

J. nimmt zunächst ihre Mahlzeiten selbstständig im Speisesaal ein und führt weiter Essprotokolle, die sie mit dem Pflegepersonal und einer Ernährungsberaterin bespricht. Das Behandlungskonzept der Klinik beinhaltet eine wöchentliche Mindestzunahme von 700 g. Da J. dieses Ziel in der zweiten Woche verfehlt, darf sie sich in den folgenden Wochen nur auf der Station aufhalten, bekommt portionierte Mahlzeiten auf dem Zimmer und erhält ein eingeschränktes Therapieprogramm. Durch diese zusätzliche Struktur gelingt es ihr, in den folgenden Wochen eine regelmäßige 5-Mahlzeitenstruktur aufzubauen, die Nahrungsmenge zu steigern und auch energiereiche Nahrungsmittel einzubeziehen und so kontinuierlich an Gewicht zuzunehmen. Während einer häuslichen Belastungserprobung, für die sie für ein langes Wochenende nach Hause fährt, ist J. in der Lage, regelmäßige und ausreichende Mahlzeiten selbstständig umzusetzen.

J.s Mutter nimmt am Angehörigenangebot der Klinik teil und in diesem Rahmen findet auch ein therapeutisch begleitetes Gespräch zwischen J. und ihrer Mutter statt, in dem beide Absprachen dazu treffen, wie die Mutter J. bei der Bewältigung der Essstörung unterstützen kann.

Im Hinblick auf die Akzeptanz mit dem steigenden Gewicht kann sie erste Fortschritte erreichen. Erfreuliche Fortschritte macht J. auch hinsichtlich der Reduktion perfektionistischer Leistungsansprüche und dichotomer Denkweisen sowie im Hinblick auf die Stabilisierung ihres Selbstwertgefühls unter Einbeziehung eigener Stärken und Schwächen.

Die stationäre Behandlung wird auf Antrag der Klinik auf insgesamt 12 Wochen verlängert, eine weitere Verlängerung ist aufgrund von Vorgaben des Kostenträgers nicht möglich. Bei ihrer Entlassung wiegt J. 49 kg (BMI 18,2 kg/m^2).

6.8 Kurzzeittherapie 2 (Stunde 13 bis 24)

J. hat ihre Therapeutin rechtzeitig über den Entlassungstermin informiert, sodass die ambulante Behandlung unmittelbar nach ihrer Rückkehr aus der Klinik fortgesetzt werden kann. Das erste Gespräch verwendet die Therapeutin, um gemeinsam mit J. eine Zwischenbilanz zu ziehen und das weitere Vorgehen zu besprechen. Insbesondere wird thematisiert, dass das Gewicht, das J. in der Klinik erreicht hat, vermutlich noch nicht das ist, bei dem sie sich einpendeln wird, wenn sie ihrem Körper dauerhaft ausreichend Energie zuführen wird. J. berichtet, in der Klinik selbstbewusster geworden zu sein und besser Gefühle erkennen und benennen zu können. Mit der Gewichtszunahme hadere sie allerdings und die Vorstellung, noch weiter zuzunehmen, mache ihr große Angst. Die Therapeutin bietet J. deshalb an, zunächst zwei Sitzungen in der Woche zu machen, um den Übergang in den Alltag zu erleichtern. In der Therapie soll neben der weiteren Stabilisierung des Essverhaltens und die Übertragung des Gelernten in den Alltag nun die Arbeit am Körperbild im Mittelpunkt stehen. Dazu erarbeitet die Therapeutin mit J. ausführlich die Lerngeschichte des negativen Körperbildes und leitet sie auch an, gesellschaftliche Schönheitsideale kritisch zu hinterfragen. In einer Sitzung führt die Therapeutin mit J. eine angeleitete Spiegelkonfrontation durch, die J. zu Hause regelmäßig wiederholen soll. Außerdem erarbeitet J. eine Liste mit Situationen, die sie aufgrund der Unzufriedenheit mit ihrem Körper vermeidet. Hierzu werden konkrete Verhaltensexperimente und Konfrontationsübungen geplant.

Nach einem Monat wird die Sitzungsfrequenz wieder auf einmal in der Woche reduziert. J. nimmt langsam weiter zu und wiegt am Ende des zweiten KZT-Blocks 52 kg (BMI 19,3 kg/m^2). Da die Therapeutin davon ausgeht, dass J. noch nicht ihr prämorbides Gewicht erreicht hat, beantragt sie eine Langzeittherapie.

6.9 Langzeittherapie (Stunde 25 bis 60)

J. isst nun regelmäßige ausgewogene Mahlzeiten und das Gewicht steigt langsam weiter an. Allerdings ist ihr Essverhalten weiterhin sehr rigide, Abweichungen von ihrem Mahlzeitenplan kann sie nur schwer tolerieren. Die Therapeutin schlägt deshalb vor, im nächsten Schritt daran zu arbeiten, wieder mehr Flexibilität ins Essverhalten zu bringen. Bisher vermeidet J. spontane Verabredungen zum Essen, möchte aber nun mehr dieser Gelegenheiten zum Üben nutzen.

Regelmäßiges Thema in der Therapie ist weiterhin J.s Verhältnis zu ihrem Körper. Sie reflektiert noch einmal die Rolle, die ihr Wunsch dazuzugehören bei der Entwicklung der Essstörung gespielt hat, und stellt fest, dass es in ihrem aktuellen Umfeld zwar einige Menschen gibt, denen Mode- und Schönheitsthemen sehr wichtig sind (unter anderem eine alte Schulfreundin), dass diese Themen aber für die meisten Menschen, mit denen J. jetzt Zeit verbringt, nicht wichtig sind. J. beobachtet persönliche Auslöser für Situationen, in denen sie sich in ihrem Körper besonders unwohl fühlt und erarbeitet unter Anleitung der Therapeutin Strategien, um beeinflussbare Auslöser zu reduzieren (z. B. Verzicht auf Lektüre von Modezeitschriften, Verzicht auf Beteiligung an Gesprächen zum Thema). Außerdem erarbeitet die Therapeutin mit J. einen Zusammenhang zwischen Körperzufriedenheit und emotionalem Befinden und vermittelt J. angemessene Strategien zur Emotionsregulation.

Durch den Klinikaufenthalt hat J. ein Semester verloren. Als das neue Semester beginnt, verleiten ihre hohen Leistungsansprüche sie dazu, sich ein unrealistisches Pensum vorzunehmen. Die Therapeutin nimmt das zum Anlass, J.s Selbstwertproblematik erneut zu thematisieren und leitet sie dazu an, sich leistungsunabhängige Selbstwertquellen zu erschließen. Unter anderem beginnt J. damit, gezielt Zeit für Freizeitaktivitäten und Treffen mit Freunden einzuplanen. Zusätzlich kommen kognitive Techniken zur Disputation von Gedanken in Bezug auf Leistung und Perfektionismus im Studium zu Einsatz und J. unternimmt einige Verhaltensexperimente, in denen sie ausprobiert, was passiert, wenn sie Arbeitsergebnisse abliefert, die in ihren Augen noch nicht perfekt sind. J. gelingt es, ihr Pensum zu reduzieren.

Weiteres Thema in der Behandlung ist die Abnabelung vom Elternhaus. Nach der Entlassung aus der Klinik erhält J. zunächst tägliche Anrufe von der Mutter, die J. teilweise als fürsorglich und hilfreich, teilweise aber auch als einengend erlebt. Hier leitet die Therapeutin J. zunächst an, eigene Wünsche und Bedürfnisse im Kontakt mit der Mutter wahrzunehmen und zu erkennen, im nächsten Schritt übt sie mit J. im Rollenspiel, diese Wünsche und Bedürfnisse auch gegenüber der Mutter zu kommunizieren. Es findet ein weiteres therapeutisch begleitetes Gespräch mit der Mutter statt, indem Absprachen für den weiteren Umgang miteinander getroffen werden.

Ungefähr 18 Monate nach dem ersten Kontakt mit der Therapeutin hat sich J.s Gewicht bei 58 kg (BMI 21,6 kg/m^2) stabilisiert. An manchen Tagen hadert J. noch mit ihrem Körper. Sie hat einen Bauchtanzkurz begonnen, um positive Körpererfahrungen zu machen. Zum Ende der Therapie verringert die Therapeutin die Sitzungsfrequenz schrittweise.

7 Weiterführende Literatur

Deutsche Gesellschaft für Essstörungen (DGESS), Deutsche Gesellschaft für Psychiatrie und Psychotherapie, Psychosomatik und Nervenheilkunde (DGPPN), Deutsche Gesellschaft für Kinder- und Jugendpsychiatrie, Psychosomatik und Psychotherapie (DGKJP), Deutsches Kollegium für Psychosomatische Medizin (DKPM), Deutsche Gesellschaft für Psychologie (DGPs) (2019). *Gemeinsame S3-Leitlinie: Diagnostik und Therapie der Essstörungen*. Retrieved from https://www.awmf.org/leitlinien/detail/ll/051-026.html

Fairburn, C.G. (2011). *Kognitive Verhaltenstherapie und Essstörungen*. Stuttgart: Schattauer.

Jacobi, C., Thiel, A. & Beintner, I. (2016). *Anorexia und Bulimia nervosa. Ein kognitiv-verhaltenstherapeutisches Behandlungsprogramm*. Weinheim: Beltz.

Vocks, S., Bauer, A. & Legenbauer, T. (2018). *Körperbildtherapie bei Anorexia und Bulimia nervosa. Ein kognitiv-verhaltenstherapeutisches Behandlungsprogramm*. Göttingen: Hogrefe.

8 Literatur

Agras, W.S., Lock, J., Brandt, H., Bryson, S.W., Dodge, E., Halmi, K.A. et al. (2014). Comparison of 2 family therapies for adolescent anorexia nervosa: a randomized parallel trial. *JAMA Psychiatry, 71* (11), 1279–1286. https://doi.org/10.1001/jamapsychiatry.2014.1025

American Psychiatric Association. (2018). *Diagnostisches und statistisches Manual psychischer Störungen: DSM-5* (2., korrigierte Aufl.). (Deutsche Ausgabe herausgegeben von P. Falkai und H.-U. Wittchen, mitherausgegeben von M. Döpfner, W. Gaebel, W. Maier, W. Rief, H. Saß & M. Zaudig). Göttingen: Hogrefe.

Arcelus, J., Mitchell, A., Wales, J. & Nielsen, S. (2011). Mortality rates in patients with anorexia nervosa and other eating disorders. A meta-analysis of 36 studies. *Archives Of General Psychiatry, 68* (7), 724–731

Baker, J.H., Schaumberg, K. & Munn-Chernoff, M.A. (2017). Genetics of Anorexia Nervosa. *Current Psychiatry Reports, 19* (11), 84. https://doi.org/10.1007/s11920-017-0842-2

Beesdo-Baum, K., Zaudig, M. & Wittchen, H.-U. (2019). *Strukturiertes Klinisches Interview für DSM-5®-Störungen – Klinische Version (SCID-5-CV)*. Göttingen: Hogrefe.

Bohus, M. (2019). *Borderline-Störung* (2., vollständig überarbeitete Aufl., Fortschritte der Psychotherapie). Göttingen: Hogrefe.

Brandys, M.K., de Kovel, C.G., Kas, M.J., van Elburg, A.A. & Adan, R.A. (2015). Overview of genetic research in anorexia nervosa: The past, the present and the future. *International Journal of Eating Disorders, 48* (7), 814–825. https://doi.org/10.1002/eat.22400

Brewerton, T.D. & Steiger, H. (2004). Neurotransmitter Dysregulation in Anorexia Nervosa, Bulimia Nervosa, and Binge Eating Disorder. In T.D. Brewerton (Ed.), *Clinical Handbook of Eating Disorders* (pp. 257–281). New York: Marcel Dekker, Inc.

Bulik, C.M., Sullivan, P.F., Wade, T.D. & Kendler, K.S. (2000). Twin studies of eating disorders: A review. *International Journal of Eating Disorders, 27* (1), 1–20.

Butryn, M.L., Juarascio, A. & Lowe, M.R. (2011). The relation of weight suppression and BMI to bulimic symptoms. *International Journal of Eating Disorders, 44* (7), 612–617. https://doi.org/10.1002/eat.20881

Channon, S., De Silva, P., Hemsley, D. & Perkins, R. (1989). A controlled trial of cognitive-behavioural and behavioural treatment of anorexia nervosa. *Behaviour Research and Therapy, 27* (5), 529–535. https://doi.org/10.1016/0005-7967(89)90087-9

Claudino, A.M., Hay, P., Lima, M.S., Bacaltchuk, J., Schmidt, U. & Treasure, J. (2006). Antidepressants for anorexia nervosa. *Cochrane Database of Systematic Reviews, 2006* (1), 39. https://doi.org/10.1002/14651858.CD004365.pub2

Clement, U. & Löwe, B. (1996). *Fragebogen zum Körperbild (FBK-*20). Göttingen: Hogrefe.

Cnattingius, S., Hultman, C.M., Dahl, M. & Sparén, P. (1999). Very preterm birth, birth trauma, and the risk of anorexia nervosa among girls. *Archives of General Psychiatry, 56* (7), 634. https://doi.org/10.1001/archpsyc.56.7.634

Couturier, J., Kimber, M. & Szatmari, P. (2013). Efficacy of family-based treatment for adolescents with eating disorders: A systematic review and meta-analysis. *International Journal of Eating Disorders, 46*, 3–11.

Dare, C., Eisler, I., Russell, G., Treasure, J. & Dodge, L. (2001). Psychological therapies for adults with anorexia nervosa – Randomised controlled trial of out-patient treatments. *British Journal of Psychiatry, 178* (3), 216–221.

Deutsche Gesellschaft für Essstörungen (DGESS), Deutsche Gesellschaft für Psychiatrie und Psychotherapie, Psychosomatik und Nervenheilkunde (DGPPN), Deutsche Gesellschaft für Kinder- und Jugendpsychiatrie, Psychosomatik und Psychotherapie (DGKJP), Deutsches Kollegium für Psychosomatische Medizin (DKPM), Deutsche Gesellschaft für Psychologie (DGPs) (2019). *Gemeinsame S3-Leitlinie: Diagnostik und Therapie der Essstörungen.* Retrieved from https://www.awmf.org/leitlinien/detail/ll/051-026.html

Ehring, T. & Ehlers, A. (2019). *Ratgeber Trauma und Posttraumatische Belastungsstörung.* Göttingen: Hogrefe.

Fairburn, C.G. (2011). *Kognitive Verhaltenstherapie und Essstörungen.* Stuttgart: Schattauer.

Favaro, A., Tenconi, E. & Santonastaso, P. (2006). Perinatal factors and the risk of developing anorexia nervosa and bulimia nervosa. *Archives of General Psychiatry, 63* (1), 82–88. https://doi.org/10.1001/archpsyc.63.1.82

Ferring, D. & Filipp, S.H. (1996). Measurement of self-esteem: Findings on reliability, validity, and stability of the Rosenberg Scale. *Diagnostica, 42* (3), 284–292.

Fisher, C.A., Hetrick, S.E. & Rushford, N. (2010). Family therapy for anorexia nervosa. *Cochrane Database of Systematic Reviews, 2010* (4), [CD004780].

Franke, G.H. (2000). *BSI: Brief Symptom Inventory von L.R. Derogatis – Kurzform der SCL-90-R. Deutsche Version. Manual.* Göttingen: Beltz Test.

Hautzinger, M., Keller, F. & Kühner, C. (2009). *BDI-II. Beck-Depressions-Inventar. Revision* (2. Aufl.). Frankfurt a. M.: Pearson.

Hautzinger, M. & Pössel, P. (2017). *Kognitive Interventionen* Göttingen: Hogrefe.

Hay, P.J., Claudino, A.M., Touyz, S. & Abd Elbaky, G. (2015). Individual psychological therapy in the outpatient treatment of adults with anorexia nervosa. *Cochrane Database Systematic Review, 2015* (7), [CD003909]. https://doi.org/10.1002/14651858.CD003909.pub2

Hay, P., Chinn, D., Forbes, D., Madden, S., Newton, R., Sugenor, L., Touyz, S. & Ward, W. (2014). Royal Australian and New Zealand College of Psychiatrists clinical practice guidelines for the treatment of eating disorders. *Australian and New Zealand Journal of Psychiatry, 48* (11), 977–1008.

Herzog, T., Hartmann, A., & Falk, C. (1996). Symptomorientierung und psychodynamisches Gesamtkonzept bei der stationären Behandlung der Anorexia Nervosa. Eine quasiexperimentelle Vergleichsuntersuchung von 40 Aufnahmeepisoden. *Psychotherapie, Psychosomatik und medizinische Psychologie, 46*, 11–22.

Hilbert, A. & Tuschen-Caffier, B. (2016). *Eating Disorder Examination. Deutschsprachige Übersetzung* (2. Aufl.). Tübingen: dgvt-Verlag.

Hoek, H. & van Hoeken, D. (2003). Review of the prevalence and incidence of eating disorders. *International Journal of Eating Disorders, 34*, 383–396.

Jacobi, C. (2000). Self-concept disturbances in patients with eating disorders. *Zeitschrift Fur Klinische Psychologie-Forschung Und Praxis, 29* (2), 75–96. https://doi.org/10.1026//0084-5345.29.2.75

Jacobi, C., Thiel, A. & Beintner, I. (2016). *Anorexia und Bulimia nervosa. Ein kognitiv-verhaltenstherapeutisches Behandlungsprogramm.* Weinheim: Beltz.

Kaye, W.H., Frank, G.K., Bailer, U.F. & Henry, S.E. (2005). Neurobiology of anorexia nervosa: clinical implications of alterations of the function of serotonin and other neuronal systems. *International Journal of Eating Disorders, 37* (Suppl.), S15–19; S20–11. https://doi.org/10.1002/eat.20109

Kaye, W.H., Nagata, T., Weltzin, T.E., Hsu, L.K.G., Sokol, M.S., McConaha, C. et al. (2001). Double-blind placebo-controlled administration of fluoxetine in restricting- and restricting-purging-type anorexia nervosa. *Biological Psychiatry, 49* (7), 644–652. https://doi.org/10.1016/s0006-3223(00)01013-1

Keski-Rahkonen, A., Hoek, H.W., Susser, E.S., Linna, M.S., Sihvola, E., Raevuori, A. et al. (2007). Epidemiology and course of anorexia nervosa in the community. *American Journal of Psychiatry, 164* (8), 1259–1265.

Keys, A., Brožek, J., Henschel, A., Mickelsen, O. & Taylor, H.L. (1950). *The Biology of Human Starvation.* Minneapolis, MN: University of Minnesota Press.

Kraemer, H.C., Kazdin, A.E., Offord, D.R., Kessler, R.C., Jensen, P.S. & Kupfer, D.J. (1997). Coming to terms with the terms of risk. *Archives of General Psychiatry, 54* (4), 337–343.

Lindberg, L. & Hjern, A. (2003). Risk factors for anorexia nervosa: a national cohort study. *International Journal of Eating Disorders, 34* (4), 397–408. https://doi.org/10.1002/eat.10221

Lock, J., Agras, W.S., Fitzpatrick, K.K., Bryson, S.W., Jo, B. & Tchanturia, K. (2013). Is outpatient cognitive remediation therapy feasible to use in randomized clinical trials for anorexia nervosa? *International Journal of Eating Disorders, 46* (6), 567–575. https://doi.org/10.1002/eat.22134

Lock, J., Le Grange, D., Agras, W.S., Moye, A., Bryson, S.W. & Jo, B. (2010). Randomized clinical trial comparing family-based treatment with adolescent-focused individual therapy for adolescents with anorexia nervosa. *Archives of General Psychiatry, 67*, 1025–1032. https://doi.org/10.1001/archgenpsychiatry.2010.128

Margraf, J., Cwik, J.C., Suppiger, A. & Schneider, S. (2017). *Diagnostisches Interview bei psychischen Störungen (DIPS Open Access).* Bochum: Fakultät für Psychologie.

McIntosh, V.V.W., Jordan, J., Carter, F.A., Luty, S.E., McKenzie, J.M., Bulik, C.M. et al. (2005). Three psychotherapies for anorexia nervosa: A randomized, controlled trial. *American Journal of Psychiatry, 162* (4), 741–747.

National Guideline Alliance. (2017). National Institute for Health and Care Excellence: Clinical Guidelines. In *Eating Disorders: Recognition and Treatment.* London: National Institute for Health and Care Excellence (UK).

Nisbett, R.E. (1972). Eating behavior and obesity in men and animals. *Advances in Psychosomatic Medicine, 7*, 173–193. https://doi.org/10.1159/000393300

Paul, T. & Thiel, A. (2004). *EDI-2. Eating Disorder Inventory-2. Deutsche Version*. Göttingen: Hogrefe.

Pike, K.M., Walsh, B.T., Vitousek, K., Wilson, G.T. & Bauer, J. (2003). Cognitive behavior therapy in the posthospitalization treatment of anorexia nervosa. *American Journal of Psychiatry, 160*, 2046–2049. https://doi.org/10.1176/appi.ajp.160.11.2046

Russell, G.F., Szmukler, G.I., Dare, C. & Eisler, I. (1987). An evaluation of family therapy in anorexia nervosa and bulimia nervosa. *Archives of General Psychiatry, 44* (12), 1047–1056.

Schmidt, U., Magill, N., Renwick, B., Keyes, A., Kenyon, M., Dejong, H. et al. (2015). The Maudsley Outpatient Study of Treatments for Anorexia Nervosa and Related Conditions (MOSAIC): Comparison of the Maudsley Model of Anorexia Nervosa Treatment for Adults (MANTRA) with specialist supportive clinical management (SSCM) in outpatients with broadly defined anorexia nervosa: A randomized controlled trial. *Journal of Consulting and Clinical Psychology, 83* (4), 796–807. https://doi.org/10.1037/ccp0000019

Stavemann, H. (Hrsg.). (2015). *Therapie-Tools Integrative KVT*. Weinheim: Beltz.

Sullivan, P.F. (2002). Course and outcome of anorexia nervosa and bulimia nervosa. In C.G. Fairburn & K.D. Brownell (Eds.), *Eating Disorders and Obesity: A Comprehensive Handbook* (pp. 226 ff.). New York: The Guildford Press.

Sweeting, H., Walker, L., MacLean, A., Patterson, C., Raisanen, U. & Hunt, K. (2015). Prevalence of eating disorders in males: a review of rates reported in academic research and UK mass media. *International Journal of Men's Health, 14* (2). https://doi.org/10.3149/jmh.1402.86

Trace, S.E., Baker, J.H., Penas-Lledo, E. & Bulik, C.M. (2013). The genetics of eating disorders. *Annual Review of Clinical Psychology, 9*, 589–620. https://doi.org/10.1146/annurev-clinpsy-050212-185546

Treasure, J., Claudino, A.M. & Zucker, N. (2010). Eating disorders. *The Lancet, 375* (9714), 583–593.

Ullrich de Muynck, R. & Ullrich, R. (1994). *Der Unsicherheitsfragebogen. Testmappe U. Anleitung für den Therapeuten. Teil II* (4. Aufl.). München: Pfeiffer.

Vocks, S., Bauer, A. & Legenbauer, T. (2018). *Körperbildtherapie bei Anorexia und Bulimia nervosa. Ein kognitiv-verhaltenstherapeutisches Behandlungsprogramm*. Göttingen: Hogrefe.

Vocks, S., Moswald, C. & Legenbauer, T. (2008). Psychometrische Überprüfung einer deutschsprachigen Fassung des Body Checking Questionnaire (BCQ). *Zeitschrift für Klinische Psychologie und Psychotherapie, 37* (2), 131–140. https://doi.org/10.1026/1616-3443.37.2.131

Walsh, B.T., Kaplan, A.S., Attia, E., Olmsted, M., Parides, M., Carter, J.C. et al. (2006). Fluoxetine after weight restoration in anorexia nervosa: a randomized controlled trial. *JAMA, 295* (22), 2605–2612. https://doi.org/10.1001/jama.295.22.2605

Weltgesundheitsorganisation. (2015). *Internationale Klassifikation psychischer Störungen. ICD-10 Kapitel V (F)*. Klinisch-diagnostische Leitlinien. (Übersetzt und hrsg. von H. Dilling, W. Mombour, M.H. Schmidt). 10., überarb. Aufl. Bern: Hogrefe.

Zipfel, S., Wild, B., Groß, G., Friederich, H.-C., Teufel, M., Schellberg, D. et al. (2014). Focal psychodynamic therapy, cognitive behaviour therapy, and optimised treatment as usual in outpatients with anorexia nervosa (ANTOP study): randomised controlled trial. *The Lancet, 383*, 127–137. https://doi.org/10.1016/S0140-6736(13)61746-8

9 Kompetenzziele und Lernkontrollfragen

Kompetenzziele

Folgende Wissens- und Handlungskompetenzen können durch die Beschäftigung mit dem vorliegenden Buch erworben werden:

1. Kernmerkmale der Anorexia nervosa (AN) benennen können.
2. Unterschied zwischen Bulimia nervosa und AN vom Binge-Eating/Purging-Subtyp benennen können.
3. Risikogruppen mit gehäuften Symptomen der AN benennen können.
4. Mortalitätsraten verschiedener psychischer Störungen einschätzen können.
5. Häufigste komorbide Störungen bei AN benennen können.
6. Längsschnittlich bestätigte Risikofaktoren bei AN benennen können.
7. Faktoren bei der Entstehung und Aufrechterhaltung von Heißhunger und Essanfällen bei AN benennen können.
8. Strategien zur Förderung der Motivation für eine Gewichtszunahme benennen können.
9. Die Indikation für stationäre Behandlung bei AN benennen können.
10. Den Umgang mit veganer Ernährungsweise bei AN benennen können.

Lernkontrollfragen

1. Was ist ein Kernmerkmal der Anorexia nervosa?
   a. Verzerrte Wahrnehmung bestimmter Körperregionen
   b. Perfektionismus
   c. Angst vor dem Erwachsenwerden
   d. Signifikant niedriges Körpergewicht
2. Wodurch unterscheidet sich eine Anorexia nervosa vom Binge-Eating/Purging-Typ von einer Bulimia nervosa?
   a. Häufigkeit der Essanfälle
   b. Subjektive vs. objektive Essanfälle
   c. Gewicht (BMI unter 18.5) bzw. Gewichtsentwicklung (relativ stabil vs. rapider Gewichtsverlust)
3. In welchen Risikogruppen sind Symptome bzw. subklinischen Formen der Anorexia nervosa häufiger ausgeprägt?
   a. Diätassistentinnen und Diätassistenten
   b. Leistungssportlerinnen und Leistungssportler

c. Schauspielerinnen und Schauspieler
d. Köchinnen und Köche

4. Bei welcher psychischen Störung ist die Mortalitätsrate am höchsten?
   a. Depression
   b. Emotional-instabile Persönlichkeitsstörung
   c. Anorexia nervosa
   d. Substanzstörung
   e. Psychotische Störung

5. Welches sind die häufigsten komorbiden Störungen bei Anorexia nervosa?
   a. Zwangsstörungen
   b. Körperdysmorphe Störungen
   c. Affektive Störungen
   d. Angststörungen

6. Was sind längsschnittlich bestätigten Risikofaktoren für Anorexia nervosa?
   a. Exzessives Sporttreiben
   b. Sexueller Missbrauch
   c. Frühkindliche Konflikte und Kämpfe ums Essen und Mahlzeiten
   d. Perfektionismus

7. Welche Faktoren spielen bei der Entstehung und Aufrechterhaltung von Heißhunger und Essanfällen bei Anorexia nervosa vom bulimischen Subtyp eine Rolle?
   a. Restriktives Essverhalten und zu geringe Energieaufnahme
   b. Situationen von Überforderung und Stress
   c. Elektrolytveränderungen
   d. Elterliches Übergewicht

8. Welche Strategien können bei der Motivierung zu einer Gewichtszunahme hilfreich sein?
   a. Kognitive Techniken zum verzerrten Körperbild
   b. Psychoedukation zu individuellen Begleit- und Folgeerscheinungen der Essstörung zu Beginn der Behandlung
   c. Gewichtzunahme erst im späteren Therapieverlauf thematisieren

9. Wann ist eine stationäre Behandlung bei Anorexia nervosa angezeigt?
   a. Bei häufigen Essanfällen (mehr als 2-mal pro Woche)
   b. Bei hoher Komorbidität
   c. Bei massivem Gewichtsverlust (mehr als 30 % des Ausgangsgewichts) innerhalb begrenzter Zeit

10. Eine Patientin mit Magersucht ernährt sich vegan. Wie würden Sie damit umgehen?
    a. Vom Arzt abklären lassen, ob Kontraindikationen vorliegen
    b. Kritisch eruieren, was zuerst da war, d. h. ob vegane Ernährungsweise ein Vorwand ist, um bestimmte „verbotene" Lebensmittel auszuschließen
    c. Darauf bestehen, dass sie Nahrungsergänzungsmittel einnimmt

Beantworten Sie die hier abgedruckten Lernkontrollfragen und sammeln Sie einfach und bequem Fortbildungspunkte der Kategorie D für Fachkräfte im Bereich Psychotherapie und Medizin. Mehr Informationen finden Sie unter ce.hogrefe.com

10 Anhang

Leitfaden für die Beurteilung medizinischer Risiken bei Patientinnen und Patienten mit Anorexia nervosa für den Konsiliarbericht

Essstörungen gehen mit einem erhöhten medizinischen Risiko einher. Massives Untergewicht sowie dysfunktionale Verhaltensweisen zur Gewichtsregulation (Erbrechen, Laxantien- und Diuretikamissbrauch) können zu Komplikationen führen. Eine umfassende körperliche Untersuchung dient hauptsächlich der Gefahrenabwehr durch frühzeitiges Erkennen von Komplikationen, zweitrangig der differenzialdiagnostischen Abklärung.

Folgende Faktoren in der Anamnese können Hinweise auf ein erhöhtes medizinisches Risiko sein:

- Exzessive Bewegung bei niedrigem Gewicht,
- Blut im Erbrochenen,
- Zu geringe Flüssigkeitsaufnahme in Kombination mit Mangelernährung,
- Rapider Gewichtsverlust,
- Faktoren, die ritualisierte Essgewohnheiten stören (z. B. Reisen, Urlaub, Prüfungszeiten).

Der *Body-Mass-Index allein* ist *zur Beurteilung des medizinischen Risikos nicht ausreichend.* Einerseits kann nicht ausgeschlossen werden, dass Patientinnen und Patienten das Gewicht manipulieren (z. B. durch Trinken vor dem Wiegen), andererseits müssen auch gewichtsunabhängige Risiken (z. B. Elektrolytverschiebungen) erfasst werden. Zusätzlich zu *Größe* und *Gewicht sollten* daher *folgende Parameter* zur Beurteilung des medizinischen Risikos *erhoben werden:*

- Gewichtsveränderung in den letzten Wochen,
- Blutdruck und Puls,
- Körpertemperatur,
- Veränderungen der Haut,
- Kreislauffunktion,
- Muskelkraft,
- Anzeichen für Dehydratation und
- Laborwerte (siehe unten).

Merke

Beurteilung der Muskelkraft:

- Squat-Test: Die Patientin wird gebeten, in die Hocke zu gehen und möglichst ohne Zuhilfenahme der Arme aufzustehen.
- Situp-Test: Die Patientin wird gebeten, den Oberkörper aus der Rückenlage aufzurichten, möglichst ohne Zuhilfenahme der Arme.

Anzeichen für Dehydratation:

- Schwindel beim Aufstehen.
- Hinweise auf orthostatische Dysregulation (Schellong-Test, siehe unten).

Regelmäßige Kontrollen von Blutbild und Blutchemie sind notwendig, insbesondere wenn

- sich in einer früheren Untersuchung Hinweise auf ein erhöhtes Risiko ergeben haben;
- der BMI unter 15 (bzw. 3. Altersperzentile) liegt oder nicht zweifelsfrei beurteilt werden kann;
- die Patientin selbstinduziert erbricht oder Abführmittel oder Entwässerungsmittel einnimmt.

Die in Tabelle A beschriebenen auffälligen Veränderungen erfordern eine *dringliche Überweisung* und mindestens wöchentliche Kontrollen („Gefährdung") bzw. eine *sofortige stationäre Behandlung und körperliche Überwachung* („Akute Gefährdung") (Hay et al., 2014; Treasure et al., 2010).

Tabelle A: Medizinische Auffälligkeiten und Gefährdungseinstufung

Untersuchung	**Gefährdung** (Mindestens wöchentliche Kontrollen)	**Akute Gefährdung** (Sofortige stationäre Behandlung und körperliche Überwachung)
Body Mass Index (kg/m²)	< 14 bzw. 3. Altersperzentile	< 12 bzw. 1. Altersperzentile
Gewichtsabnahme/Woche	> 0,5 kg	> 1 kg
Druckgeschwüre	> 0,1 cm	> 0,2 cm
Purpura		+
Hypothermie	< 35,5 °C	< 35 °C
Ruhepuls	< 50	< 40
QT-Zeit (frequenzkorrigiert)		> 450 ms
Arrhythmie		+
Systolischer Blutdruck	< 90 mmHg	< 80 mmHg
Diastolischer Blutdruck	< 60 mmHg	< 50 mmHg
Schellong-Test (Blutdruckabfall)	> 10 mmHg	> 20 mmHg

Tabelle A: Fortsetzung

Untersuchung	**Gefährdung** (Mindestens wöchentliche Kontrollen)	**Akute Gefährdung** (Sofortige stationäre Behandlung und körperliche Überwachung)
Schellong-Test (Herzfrequenzanstieg)	>10	>20
Aufstehen aus der Hocke, möglichst ohne Einsatz der der Arme	Arme werden zur Balance eingesetzt	Arme werden zur aktiven Unterstützung eingesetzt
Aufrichten des Oberkörpers aus dem Liegen	Arme werden zur Balance eingesetzt	Arme werden zur aktiven Unterstützung eingesetzt

Bei einem BMI unter 14 (bzw. 1. Altersperzentile) sollte zusätzlich ein EKG durchgeführt werden.

Laborchemisch zeigen sich bei Patientinnen und Patienten mit Essstörungen zahlreiche Veränderungen. Diese umfassen u.a. Störungen der Blutbildung im Knochenmark (z.B. Anämie, Leukopenie mit relativer Lymphozytose), Enzymanstieg verschiedener Organe (z.B. Transaminasen, Speichelamylase), Verschiebung der Elektrolyte (z.B. Hypokaliämie, Hypophosphatämie) sowie multiple hormonelle Veränderungen. Die laborchemischen Veränderungen sind unspezifisch, geben jedoch Auskunft über den Schweregrad und das medizinische Risiko. Besonders gefährdet sind Patientinnen und Patienten mit Essstörungen durch rasch auftretende Elektrolytveränderungen. Ein besonderes Risiko für das Auftreten einer schweren Hypokaliämie besteht durch das Zusammenwirken von Erbrechen und gleichzeitigem Missbrauch von Diuretika und/oder Laxantien (vgl. Tabelle B).

Tabelle B: Laborchemische Ergebnisse und Gefährdungseinstufung

Laborwerte	**Gefährdung** (Mindestens wöchentliche Kontrollen)	**Akute Gefährdung** (Sofortige stationäre Behandlung und körperliche Überwachung)
Albumin (g/dl)	<3,5	<3,2
Kreatininkinase (U/l)	>170	>250
Glukose (g/dl)	<65	<45
Kalium (mmol/l)	<3,5	<3,0
Natrium (mmol/l)	<135	<130
Phosphat (mg/dl)	0,5–0,8	<0,5

Tabelle B: Fortsetzung

Laborwerte	**Gefährdung** (Mindestens wöchentliche Kontrollen)	**Akute Gefährdung** (Sofortige stationäre Behandlung und körperliche Überwachung)
Harnstoff (mg/dl)	>42	>60
Hb (g/dl)	<11	<9
Thrombozyten (/nl)	<130	<110
Bilirubin (mg/dl)	>1,2	>2,3
Alkalische Phosphatase (U/l)	<110	>200
AST (SGOT) (U/l)	>40	>80
ALT (GPT) (U/l)	>45	>90

Hinweis

Die Normalwerte der Laborparameter können von Labor zu Labor abweichen bzw. können andere Maßeinheiten verwendet werden. Abweichungen von der Norm sind immer ein Anlass zur Sorge und zur regelmäßigen Kontrolle.

Achtung

Eine Tachykardie bei gleichzeitigem Auftreten von Anzeichen akuter Gefährdung kann ein Vorbote eines unmittelbar bevorstehenden kardiovaskulären Kollapses sein.

Nützliche Hinweise:

- *Kalium:* Der Kaliumspiegel ist durch die Mangelernährung oft chronisch erniedrigt, teilweise bis auf < 1.5 mmol/L, ohne unmittelbare Folgen. Eine akute Veränderung hingegen ist gefährlicher. Regelmäßiges Essen sowie das Beenden von Erbrechen, Laxantien- und/oder Diuretikamissbrauch reichen in der Regel aus, um wieder ein normales Level zu erreichen. Falls eine Kaliumsubstitution notwendig ist, sollte dies mit niedrigen Dosen des Ergänzungspräparates sowie unter regelmäßigen Kontrollen des Elektrolytspiegels erfolgen.
- *Hypokaliämie:* Eine refraktäre Hypokaliämie entsteht üblicherweise durch eine gleichzeitig bestehende Hypomagnesiämie. Aus diesem Grund müssen diese beiden Spiegel überprüft und ggf. korrigiert werden.
- *Phosphat:* Eine Hypophosphatämie kann infolge von initialer Wiederernährung (Refeeding) durch die Aufnahme von Kohlenhydrate auftreten und bei

schwerer Ausprägung tödlich sein. Deshalb muss bei Wiederbeginn mit dem Essen darauf geachtet werden, Nahrungsmittel mit einem hohen Phosphatgehalt auszuwählen, z. B. Milchprodukte. Zusätzlich kann eine Substitution über etwa 4 Tage notwendig sein.

- *Refeeding-Ödeme:* Periphere Ödeme sind während der initialen Wiederernährung bei niedrigem Gewicht häufig und harmlos. Sie verschwinden nach einigen Wochen in der Regel spontan und müssen selten behandelt werden. Sie müssen jedoch von Ödemen, die bei Herzversagen auftreten, unterschieden werden, bei denen üblicherweise ein Linksherzversagen besteht.
- *Dehydratation:* Eine Dehydratation gibt einen Anlass zur Sorge, da es hierbei schnell zu kritischen medizinischen Zuständen infolge von Kreislauf- und Nierenversagen kommen kann. Eine akute Dehydratation ist eine Indikation für eine medizinische Behandlung. Bei allen Patienten sollte das Vorliegen einer Dehydratation durch den Nachweis des Flüssigkeitsverbrauches (nichtkoffeinhaltige Getränke) sowie Anzeichen einer Dekompensation (Urinproduktion, Schwindelgefühl/Ohnmacht) überprüft werden. Die körperliche Untersuchung sollte die Beurteilung der Hautspannung, des Augendruckes sowie des Blutdruckes im Liegen und im Stehen (Schellong-Test) beinhalten. Weiterhin sollte regelmäßig eine Beurteilung der Elektrolytspiegel erfolgen, um hohe Harnstoff-, Kreatinin-, Natrium- und Kaliumwerte festzustellen.
- *Hypercholesterinämie:* Hypercholesterinämie ist eine häufige Begleiterscheinung der Anorexia nervosa. Die Cholesterinwerte normalisieren sich nach Gewichtszunahme. Es ist keine spezifische diätetische oder medikamentöse Therapie indiziert.

Informationen zu medizinischen Komplikationen und Folgeschäden bei Anorexia nervosa

Anorexia nervosa – auch Magersucht genannt – ist eine psychogene Krankheit. Der Begriff „psychogen" weist in diesem Zusammenhang auf psychische (seelische) Probleme als wesentliche Ursachen dieser Erkrankung hin. Zentraler Bestandteil einer Behandlung sollte daher die Psychotherapie sein. Diese Erkrankung wird außerdem auch als psychogene Essstörungen bezeichnet, weil die drastischen Veränderungen des Essverhaltens auffällige Merkmale sind. Über die ursächlichen psychischen Probleme hinaus können als Folge des veränderten Essverhaltens und der Gewichtsabnahme aber auch erhebliche körperliche Beschwerden entstehen. Diese medizinischen Komplikationen und Folgeschäden sollen im Folgenden genauer beschrieben werden.

Unausgewogene Diäten, Fasten, Erbrechen und der Gebrauch von harntreibenden Medikamenten (Diuretika) oder Abführmittel (Laxantien) können zu einem Mangel an lebensnotwendigen Salzen (Elektrolyten) wie etwa Kochsalz, Kalium oder Magnesium führen. Gleichzeitig kommt es oft zu Verschiebungen des Säuregehaltes (pH-Wert) im Blut. Elektrolytstörungen sind die häufigsten Komplikationen von Essstörungen. Die Möglichkeiten der gesunden Niere und anderer Organe, die Elektrolytkonzentration und den Säure-Basen-Haushalt des Blutes stabil zu regulieren und auftretende Schwankungen auszugleichen, werden bei Patientinnen und Patienten mit schweren Essstörungen häufig überfordert. Oft entsteht dann eine Kombination aus Kaliummangel (Hypokaliämie) und Säuremangel (sog. metabolische Alkalose). Diese kann zu schweren Herzrhythmusstörungen und anderen EKG-Veränderungen führen. Weiterhin kommt es zu Verkrampfungen und einer schnellen Ermüdbarkeit der Muskulatur. Eine andere wichtige Funktion der Niere ist die Ausscheidung von Abbauprodukten, die beispielsweise im Stoffwechsel bei der Verdauung von eiweißreicher Nahrung entstehen, über den Urin. Langandauernde (chronische) Elektrolytstörungen schädigen das Nierengewebe. Mit der Zeit kommt es dann zu einer zunehmenden Beeinträchtigung der Nierenfunktion. Wassereinlagerungen im Gewebe (Ödeme) bei Patientinnen und Patienten mit Anorexia nervosa sind meist die Folge einer Reaktion der Niere (Hyperaldosteronismus), mit der ein weitergehender Elektrolytmangel kompensiert werden soll (sog. Pseudo-Bartter-Syndrom). In Verbindung mit einer zu geringen Flüssigkeitsaufnahme kann bei starkem Fasten schließlich der Harnsäurespiegel erheblich ansteigen und so ebenfalls zu Nierenstörungen führen, wie sie sonst nur von der Gichterkrankung bekannt sind. Alle genannten Nierenstörungen sind zunächst prinzipiell wieder rückbildungsfähig. Langjähriger Kaliummangel kann jedoch die Nierenfunktion dauerhaft schädigen; das Nierengewebe schrumpft, die Niere wird kleiner und es kommt zur so genannten chronischen Niereninsuffizienz. Bei Niereninsuffizienz können Ödeme dann auch infolge eines Eiweißmangels entstehen (sog. Hungerödeme).

Jeder Mensch hat ein bestimmtes Körpergewicht, bei dem es ihm gut geht und welches vom Stoffwechsel unter normalen Bedingungen erstaunlich konstant gehalten wird. Dieses Gewicht wird als „Set-Point" bezeichnet. Sein genauer

Wert ist wahrscheinlich angeboren und kann dauerhaft nicht wesentlich beeinflusst werden, ohne dass gesundheitliche Probleme auftreten. Man könnte sagen, der Körper sei gewissermaßen „bemüht", das für ihn stabile und insofern auch „normale" Ausgangsgewicht – den Set-Point eben – zu behalten. Unregelmäßiges Essen, Fasten, Heißhungeranfälle, Erbrechen und der Gebrauch von Abführmitteln oder Appetitzüglern haben als gemeinsamen Effekt eine erhebliche Störung der normalerweise vorhandenen Gefühle für Hunger und Sättigung. Solange das Gewicht noch unterhalb des Set-Points liegt, ist das Erreichen eines unauffälligen Essverhaltens und eines normalen Sättigungsempfindens bei gefülltem Magen wenig wahrscheinlich.

Kurzfristiges Abnehmen im Rahmen einer Diät beispielsweise ist zwar möglich, über längere Sicht gesehen strebt das Gewicht jedoch nach Beendigung dieser Diät wieder in Richtung des früheren Ausgangspunktes. Es kommt zu einer Art Gegenregulation, die einer zu starken Gewichtsabnahme entgegenwirkt und negativen Folgen vorbeugt. Der Stoffwechsel und einige Hormone werden sozusagen in eine Art von „Energiesparstellung" geschaltet, wodurch das Gewicht wieder ansteigt. Die wichtigsten Hormonveränderungen betreffen dabei die Schilddrüse (T-Mangel) und das sympathische Nervensystem (Adrenalin- und Noradrenalin-Mangel). Die Folge sind ein verlangsamter Herzschlag (Bradykardie), ein sinkender Blutdruck (Hypotonie) mit Schwindel und Kreislaufstörungen, eine fallende Körpertemperatur (Hypothermie) und häufig auch Durchblutungsstörungen mit Kältegefühlen an den Händen und Füßen (Akrozyanose). Gleichzeitig steigen das Wachstumshormon (STH) und das Nebennierenrindenhormon (Kortisol) an. Veränderungen der Sexualhormone treten schon nach einer Gewichtsabnahme von wenigen Kilogramm ein. Sie können zu Unregelmäßigkeiten des Zyklus und zu einer Einschränkung der Fruchtbarkeit führen (unerfüllter Kinderwunsch). Bei sehr niedrigem Gewicht bleibt die Menstruation schließlich völlig aus (Amenorrhoe).

Der obere Verschluss des Magens hin zur Speiseröhre kann durch regelmäßige Heißhungeranfälle mit anschließendem Erbrechen beeinträchtigt werden (Kardiainsuffizienz); die sogenannte Refluxkrankheit mit Sodbrennen und Entzündungen der Speiseröhre (Ösophagitis) aufgrund der zurückfließenden Magensäure sind eine mögliche Folge. Bei chronischem Stress und vermehrter Magensäure kann es zu einem Geschwür (Ulcus) kommen; in sehr seltenen Fällen haben diese durch Blutungen oder Wanddurchbrüche zu lebensbedrohlichen Komplikationen geführt.

Unklar ist bislang, weshalb häufig die Speicheldrüsen von Patientinnen und Patienten, die im Rahmen ihrer Essstörung auch erbrechen vergrößert sind (Sialadenose). Diese Schwellungen der Speicheldrüsen im Bereich der Wange oder des Unterkiefers sind in der Regel nicht schmerzhaft, können das Aussehen jedoch sehr verändern. Das von diesen Drüsen produzierte Verdauungsenzym (Amylase) ist erhöht. Die Gesamtmenge des Speichels ist häufig verringert; da beim Erbrechen die Zähne immer wieder mit Magensäure in Kontakt kommen, wird so die Entstehung von Karies sehr begünstigt. Bei zusätzlichem Calciummangel können auch weitergehende Zahnschäden auftreten.

Der chronische Gebrauch von Abführmitteln (Laxantien) verbessert auf Dauer die Verdauung nicht. Das Gegenteil ist vielmehr der Fall: Über den Darm werden vermehrt Kalium und Flüssigkeit verloren, was in Verbindung mit ballaststoffarmer Diät eine Verringerung der Darmbewegung bewirkt. Eine zunehmende Verstopfung (Obstipation) ist die Folge.

Jede unausgewogene Diät führt früher oder später zu Mangelzuständen. Zusätzlich zu den bereits erwähnten Elektrolytstörungen haben viele Patientinnen und Patienten mit psychogenen Essstörungen zu wenig Vitamine, Mineralstoffe oder Folsäure. Blutbildveränderungen (Anämie) und Nervenschädigungen (Polyneuropathie) können so entstehen. Ein besonders gravierendes Problem ist der Vitamin-D-Mangel. In Verbindung mit Nierenfunktionsstörungen, veränderten Sexualhormonen (Östrogenmangel) und einem Calcium- oder Phosphatdefizit führt der Mangel an Vitamin D zu schwerwiegenden Störungen des Knochenstoffwechsels, die jahrelange Beschwerden nach sich ziehen können. Die Mineralisation der Knochengrundsubstanz wird unzureichend; es kommt zu einer Knochenerweichung (Osteomalazie) und zu einer Verminderung der Knochengrundsubstanz (Osteoporose). Als Folge können Knochenbrüche schon nach minimalen Stürzen auftreten, manchmal sogar ohne erkennbaren Grund. Andere Umbauprozesse der Knochen (hypertrophe Osteoarthropathie) mit Auftreibungen und Verbreiterungen an den Endgliedern der Finger oder Zehen führen manchmal zu sogenannten Trommelschlegelfingern oder -zehen. Verstärkt durch die Mangelernährung kommt es zur Einschränkung der körperlichen Leistungsfähigkeit und Erschöpfungszuständen. Die Haut wird trocken, es kommt zu Haarausfall. Die Fingernägel werden spröde und können ihre Form verändern (Uhrglasnägel).

Die Gewichtsabnahme hat auch tiefgreifende psychische Folgen. Veränderungen des Eiweißstoffwechsels (der sog. Aminosäuren) können bei kohlenhydratarmer Diät möglicherweise die Übertragung zwischen den Nervenzellen im Gehirn (durch Serotoninmangel) und somit die Stimmung verändern. Mit zunehmender Depression verlieren Patientinnen und Patienten dann immer mehr Lebensfreude und Interesse an der Umwelt. Gleichzeitig nimmt die Konzentrationsfähigkeit ebenso wie die allgemeine Leistungsfähigkeit und auch das Interesse an der Sexualität ab.

Patientinnen und Patienten sowie Therapeutinnen und Therapeuten sollten diese genannten medizinischen Komplikationen und Folgeschäden der Anorexia nervosa kennen (für Therapeutinnen und Therapeuten: vgl. auch „Leitfaden für die Beurteilung medizinischer Risiken bei Patientinnen und Patienten mit Anorexia nervosa für den Konsiliarbericht"). Sie müssen im Rahmen einer Therapie ausreichend berücksichtigt werden, um langjährige Gesundheitsschäden und im Extremfall sogar Todesfälle zu verhindern. Die Behandlung der körperlichen Symptome ersetzt keine Psychotherapie. Aber auch umgekehrt gilt: Die Vernachlässigung der medizinischen Gesichtspunkte kann den Erfolg einer Psychotherapie unnötig verzögern oder auch verhindern.

Selbstbeobachtungsprotokoll – Anleitung

Die genaue Beobachtung Ihres Essverhaltens einschließlich der auslösenden und begleitenden Bedingungen für Heißhungeranfälle, Erbrechen und/oder Abführmitteleinnahme, restriktives Essverhalten sowie der Konsequenzen ist ein wesentlicher Bestandteil der Therapie. Verschiedene Ziele werden damit verfolgt:

1. Zu Beginn der Behandlung ist es sinnvoll, sich einen *Überblick* darüber zu verschaffen, was Sie essen, wann Sie essen, wie viel Sie essen und unter welchen Umständen Sie (was) essen. Patientinnen und Patienten mit Essstörungen haben häufig ein stark kontrolliertes, einseitiges Essverhalten, ohne dass sie sich dessen im Klaren sind. Die ständige Kontrolle beim Essen begünstigt neben anderen Faktoren aber das Auftreten von Heißhungeranfällen. Die genaue Betrachtung Ihres Essverhaltens liefert möglicherweise Anhaltspunkte dafür, was Sie verändern sollten.
2. Die Selbstbeobachtung dient auch dem *Erkennen von Auslösern* für Heißhungeranfälle, Erbrechen und/oder Abführmitteleinnahme. Wenn Sie die jeweiligen auslösenden Bedingungen (Stimmungen, äußere Anlässe etc.) genauer kennen, können Sie auch besser dagegen vorgehen.

Schreiben Sie in die erste Spalte die Uhrzeit (Zeit), in die nächste Spalte (Situation, Ort, Aktivität) was Sie gerade tun und wo Sie sich befinden. In Spalte 3 geben Sie bitte Ihr Hungergefühl in Prozent (%) an, in Spalte 4 notieren Sie genau, was und wie viel Sie essen. Versuchen Sie bitte, alle Angaben so präzise wie möglich zu machen. Notieren Sie auch alles, was Sie trinken. Geben Sie dann an, wie satt Sie sich fühlen. Weiterhin, wann Sie einen Heißhungeranfall (HA) hatten, erbrochen haben (E) und Abführmittel (LAX) oder Entwässerungstabletten (DIU) genommen haben. Schreiben Sie in Spalte „Ort ..." jeweils wo Sie gegessen haben. Markieren Sie die Nahrung, die Sie erbrochen haben (✓), damit klar wird, was Sie tatsächlich essen, ohne es wieder zu erbrechen. In die nächste Spalte (Gedanken, Gefühle, Empfindungen) schreiben Sie bitte, was in Ihnen vorgegangen ist, bevor Sie einen Heißhungeranfall hatten. Wie fühlten Sie sich, was ging Ihnen durch den Kopf, woran dachten Sie kurz davor, was geschah in Ihrer Umgebung (z.B. auch wie verhielten sich andere Personen Ihnen gegenüber)? Notieren Sie alles, was zum Auftreten des Heißhungeranfalls beigetragen haben könnte. Notieren Sie auch, was Sie im Anschluss daran fühlten und wie hungrig und satt Sie sich vor und nach dem Essen jeweils gefühlt haben. Es ist wichtig, dass Sie dieses Protokoll mehrfach täglich ausfüllen und nicht erst am Ende eines Tages. Ansonsten können viele Informationen verloren gehen, z.B. können Sie sich möglicherweise nicht mehr so genau erinnern, was Sie in diesem Moment gerade dachten. Es sollte wie eine Art Tagebuch sein, das Sie immer bei sich tragen. Anfangs mag es Ihnen ungewöhnlich vorkommen, dies alles so genau aufzuschreiben. Eventuell wird sich Ihr Essverhalten damit auch erst einmal verändern (meist verbessern). Sie werden jedoch schnell merken, dass Sie sich daran gewöhnen, alles niederzuschreiben und dass die Veränderungen (meist) nicht dauerhaft sind.

Selbstbeobachtungsprotokoll

Name: ______________________ Datum: ______________

Zeit	Situation (Ort, Aktivität)	Hunger (%)*	Nahrung	Sättigung (%)*	HA	E	LAX/ DIU	Gedanken, Gefühle, Empfindungen

* Bitte geben Sie Ihr Hunger- und Sättigungsgefühl in % an: 0 % = minimaler Hunger/Sättigung; 100 % = maximaler Hunger/Sättigung; HA = Heißhungeranfall, E = Erbrechen, LAX = Abführmitteleinnahme, DIU = Diuretika (Entwässerungstabletten)

Schwarze Liste

Notieren Sie bitte in den beiden nachfolgenden Spalten der Tabelle Ihre sogenannten „erlaubten“ und „verbotenen“ Nahrungsmittel. „Erlaubte“ Nahrungsmittel sind diejenigen, die Sie sich zugestehen zu essen ohne sie anschließend wieder zu erbrechen oder anderweitig zu kompensieren. „Verbotene“ Nahrungsmittel sind diejenigen, die Sie sich *nicht* zugestehen zu essen (z.B. weil sie zu viele Kalorien haben oder Ihrer Meinung nach „ungesund“ sind). „Verbotene“ Nahrungsmittel werden in der Regel im Rahmen von Heißhungeranfällen gegessen und anschließend wieder erbrochen oder auf andere Art und Weise kompensiert (z.B. über die Einnahme von Laxantien oder extremes Sporttreiben).

„Erlaubte“ Nahrungsmittel	„Verbotene“ Nahrungsmittel

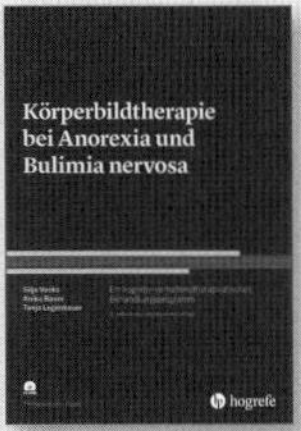

Silja Vocks / Anika Bauer / Tanja Legenbauer
Körperbildtherapie bei Anorexia und Bulimia nervosa
Ein kognitiv-verhaltens-therapeutisches Behandlungsprogramm

(Reihe: „Therapeutische Praxis"). 3., vollst. überarb. Aufl. 2018, 176 Seiten, Großformat, inkl. CD-ROM, € 49,95 / CHF 65.00
ISBN 978-3-8017-2862-5
Auch als eBook erhältlich

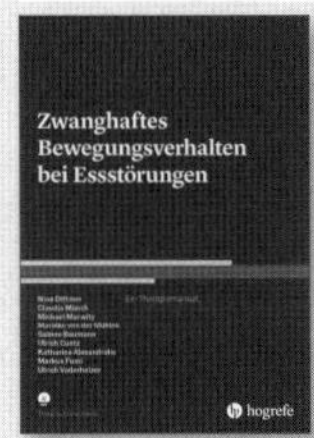

Nina Dittmer et al.
Zwanghaftes Bewegungsverhalten bei Essstörungen
Ein Therapiemanual

(Reihe: „Therapeutische Praxis"). 2021, 90 Seiten, Großformat, inkl. CD-ROM, € 29,95 / CHF 39.90
ISBN 978-3-8017-2951-6
Auch als eBook erhältlich

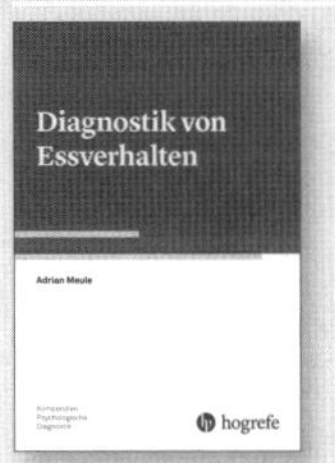

Adrian Meule
Diagnostik von Essverhalten

(Reihe: „Kompendien Psychologische Diagnostik", Band 18). 2020, 137 Seiten, € 22,95 / CHF 29.90
ISBN 978-3-8017-2991-2
Auch als eBook erhältlich

Anika Bauer / Silja Vocks / Tanja Legenbauer
Wer schön sein will, muss leiden?
Wege zu einem positiven Körperbild – ein Ratgeber

2., überarb. Aufl. 2016, 158 Seiten, Kleinformat, € 16,95 / CHF 21.90
ISBN 978-3-8017-2716-1
Auch als eBook erhältlich

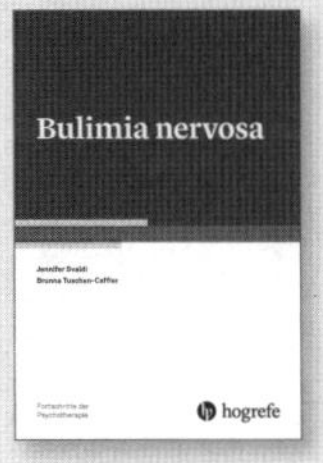

Jennifer Svaldi / Brunna Tuschen-Caffier
Bulimia nervosa

(Reihe: „Fortschritte der Psychotherapie", Band 71). 2018, VII/104 Seiten, € 19,95 / CHF 26.90
(Im Reihenabonnement € 15,95 / CHF 21.50)
ISBN 978-3-8017-2192-3
Auch als eBook erhältlich

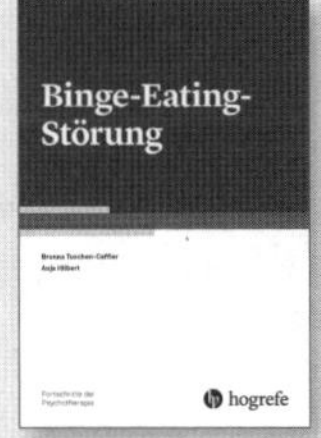

Brunna Tuschen-Caffier / Anja Hilbert
Binge-Eating-Störung

(Reihe: „Fortschritte der Psychotherapie", Band 62). 2016, VI/102 Seiten, € 19,95 / CHF 26.90
(Im Reihenabonnement € 15,95 / CHF 21.50)
ISBN 978-3-8017-2058-2
Auch als eBook erhältlich

www.hogrefe.com

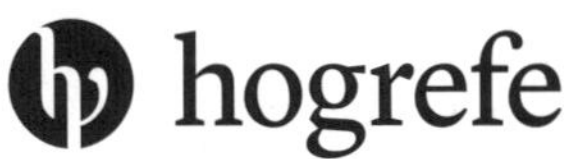